DR. CHRISTOPHER WILLARD
Klinischer Psychologe und Harvard-Dozent

TRAUMA TOOLS

Wie wir durch Meditationen und Übungen in Selbstmitgefühl alte Wunden heilen

Aus dem amerikanischen Englisch von
Birgit van der Avoort

INHALT

Vorwort 4

Kapitel 1
Gut verdrahtet für Resilienz 10

Die vier Traumareaktionen 14

Kapitel 2
Der resiliente Körper 30

Der Körper im Trauma 33

Der Atem: Die Fernbedienung des Nervensystems 35

Regulierte Atmung 39

Ein selbstbewusster Körper 46

Einen Muskel bewegen – einen Gedanken ändern: Verkörperte Bewegung 55

Nahrung für unsere Resilienz 69

Schlaf ist Medizin 79

Kapitel 3
Der resiliente Geist 88

Benennen ist Achtsamkeit 93

Der Körper zähmt den Geist 99

Sicherheit im gegenwärtigen Moment 103

Dankbarkeit macht Sinn 111

Andacht für Geist und Körper 121

Kapitel 4
Das resiliente Herz **126**

Heilung durch andere Menschen 133

Resilienz ist Widerstand 136

Selbstmitgefühl und die kritische Stimme 139

Festlegung klarer Grenzen 147

Wer versteht uns? 151

Damit mitfühlende Gespräche gelingen: Erst denken, dann sprechen! 155

Mitgefühl ist ansteckend 160

Posttraumatisches Wachstum, um ein guter Vorfahre zu sein 163

Aufbau von Vertrauen und Sicherheit 169

Schlussgedanken 171

Anhang **176**

Literatur 177

Dank 183

Übungsverzeichnis 185

Sachregister 186

Bildnachweis 188

Über den Autor 189

Impressum 190

VORWORT

Dieses Buch entstand mitten im ersten Jahr der Coronapandemie, während Wälder und Städte brannten, der Klimawandel weiter voranschritt und in den USA eine entscheidende und historische Präsidentschaftswahl sich ankündigte. Solche Zeiten eines persönlichen und globalen Umbruchs verunsichern unser individuelles und kollektives Nervensystem und programmieren es neu, manchmal sogar auf äußerst traumatische Weise. Allerdings stand 2020 das Leben nicht still. Enge Freunde verloren ihren Job. Der beste Freund meines Sohnes zog quer durch Land. Bei meiner Mutter wurde eine seltene, degenerative Demenz namens Lewy-Körper-Demenz diagnostiziert, eine herzzerreißende Spirale aus körperlicher Lähmung und Gedächtnisverlust. Sie starb wenige Wochen, nachdem Impfstoffe verfügbar waren. Leben und Tod und ihre zehntausend Freuden und Sorgen nahmen kein Ende, und all das zusätzlich zu dieser Pandemie, mit der wir zu kämpfen hatten.

Am Freitag, dem 13. März 2020 machte an unserem Wohnort alles dicht. Die Mitreisenden auf meinem Rückflug von Chicago trugen Masken und Handschuhe, und plötzlich schloss die Schule unserer Kinder für die nächsten zwei Wochen. (Erinnern Sie sich, dass die pandemiebedingten Schließungen nur zwei Wochen gelten sollten?) Der gesamte Globus schien plötzlich zum Stillstand zu kommen.

Meine Frau und ich saßen auf der Veranda und schauten in unseren briefmarkengroßen Garten, während die Kinder durch die Schneereste stapften. Wir hatten tatsächlich einen Moment Zeit zum Reden, während wir unseren Kaffee tranken und die Kinder sich ausnahmsweise selbst beschäftigten.

»Die Kinder werden diese Zeit nie vergessen«, sagte ich und versuchte, tiefgründig zu klingen. Meine Frau – eine Medizinhistorikerin, die erforscht, wie Seuchen und Pandemien den Lauf der Geschichte verändern – blickte zu mir hinüber, behielt aber die Kinder im Blick. »Niemand wird diese Zeit vergessen«, sagte sie. »Historiker werden in tausend Jahren von der Coronapandemie 2020 (und der Delta-Variante 2021 und der Omikron-Variante 2022) sprechen.«

Ich saß da und dachte darüber nach, während die Kinder aus dem matschigen Schnee eine imaginäre Eisdiele bauten. *Wie möchte ich, dass sie sich an diese Zeit erinnern?*, fragte ich mich. *Wie möchte ich, dass sie sich an mich in dieser Zeit erinnern? Wie möchte ich mich fühlen, wenn ich mich an diese Zeit erinnere?* Die Fragen quälten mich für den Rest des Nachmittags.

Später, als ich voller Panik vier Kilo getrocknete Kichererbsen kaufte, überlegte ich: *Will ich der Typ sein, der die letzte Rolle Toilettenpapier kaufte, oder derjenige, der unserem älteren Nachbarn einige extra Rollen vorbeibrachte? Und ich kann derjenige sein, der seinen Nachbarn auch Hummus vorbeibringt, da ich viel zu viele Kichererbsen gekauft habe.* Als dann meine eigene Mutter auf dem Höhepunkt der ersten Coronawelle immer wieder ins Krankenhaus musste, fragte ich mich: *Was für ein Sohn möchte ich sein, wenn meine Mutter krank ist?* Obwohl Freunde in den sozialen Medien auf ihrem Laufband Marathon liefen oder fünf neue Sprachen lernten, ging es in *meinen* Gesprächen mit Freunden und Klienten weniger darum, was wir in dieser Zeit *tun* sollten, sondern vielmehr um die Frage, wer wir in der Pandemie und danach *sein* wollten.

Wer will ich sein? Diese Frage ließ mir in dieser Zeit keine Ruhe, als Milliarden von Menschen auf der ganzen Welt »drinnen blieben« und zum ersten Mal realisierten, dass »systemrelevante Beschäftigte« trotz der Angst vor einer Infektion weiterschufteten. Das Leben einiger Menschen änderte sich kaum, das der meisten anderen änderte sich gewaltig. Einige erlebten das Trauma des Todes und des Sterbens zusammen mit Familie und Freunden. Andere verabschiedeten sich von geliebten Menschen über das iPad. Millionen Menschen verloren ihre Arbeitsplätze, Wohnungen, Karrieren und Ausbildungen. Die häusliche Gewalt nahm durch Drogen und Missbrauch zu. Und mittendrin brachen neue Bürgerrechtsproteste aus, zuerst in Minneapolis und dann landes- und weltweit, als sich die Aufmerksamkeit auf eine andere Pandemie richtete – eine von Rassismus, Ungerechtigkeit und Gewalt gegen Afroamerikaner, die seit Generationen anhält. Ich dachte weiter nach: *Was für ein Verbündeter bin ich? Welche Art von Verbündeter möchte ich in Zukunft sein?* Ich traf Entscheidungen aufgrund dieser Fragen, und sie führten mich hierher.

Dieses Buch ist meine Antwort auf diese Fragen – oder, um genau zu sein, meine »Reaktion« auf sie. Als Individuen, als Gemeinschaften, als Menschen können wir zulassen, dass Traumata uns mehr Krankheit, Traurigkeit, Angst und Spaltung bringen – oder wir können sie nutzen, um den Samen für unser Wachstum und unsere Entwicklung zu legen. Die posttraumatische Belastungsstörung (PTBS) ist in aller Munde, aber in der Realität ist das posttraumatische Wachstum das weitaus wahrscheinlichere Ergebnis der Herausforderungen des Lebens.

In meiner Forschung habe ich die Grundlagen des posttraumatischen Wachstums nicht nur in den Neurowissenschaften und in der Psychologie entdeckt, sondern auch in der Anthropologie und in der Geschichte der Menschheit. Wir können uns verändern und wachsen. Wir können auf die Werkzeuge in unserem Körper zurückgreifen, um resilienter und handlungsfähiger zu werden. Wir können unseren Verstand und unser Herz trainieren, und durch das Wunder der Neuroplastizität neue Verbindungen in unseren Gehirnen wachsen lassen.

Neuroplastizität beschreibt, wie sich das Gehirn als Reaktion auf unsere Nutzung und auf unsere Erfahrungen physisch »neu verdrahtet« und verändert. Um es mit den Worten des kanadischen Neuropsychologen Donald Hebb zu sagen: »Neuronen, die zusammen feuern, verdrahten sich auch zusammen.« Aktuelle Studien zeigen, dass wir durch Meditation und andere Übungen unser Gehirn nachhaltig verändern können, so wie wir durch regelmäßiges Training Muskeln aufbauen.

Wir können unsere Beziehungen zu uns und anderen ändern, indem wir nutzlose Verbindungen gegen solche austauschen, die uns heilen und wachsen lassen. Wir können dazu Werkzeuge nutzen, die seit Jahrtausenden die menschliche Resilienz trotz aller Widrigkeiten gestärkt haben.

Dieses Buch untersucht drei Arten von Erlebnissen, die die Regulation unseres Körpers, unseres Geists und unserer Beziehungen stören. Ein **körperliches Trauma** kann Unfälle, Krankheiten oder Verletzungen durch Gewalt, Missbrauch, Vernachlässigung und ähnliche Bedrohungen einschließen. Ein **mentales und emotionales Trauma** umfasst nicht begreifbare Erlebnisse, die unsere Wahrnehmung von der Sicherheit in der Welt beeinträchtigen. Ein **traumatisches Beziehungserlebnis** kann Mobbing, Verrat, Vernachlässigung, emotionalen Missbrauch, Rassismus und andere Formen von identitätsbasiertem Fanatismus umfassen – dies sowohl auf Makro- als auch auf Mikroebene, explizit und implizit.

Natürlich überschneiden sich diese drei traumatischen Erlebnisse auf vielschichtige Weise. Vielleicht haben Sie alle drei mit kumulierten Folgen bereits erlebt. Wenn wir krank sind, können Menschen uns eventuell verlassen. Ein körperlicher oder sexueller Übergriff ist gleichzeitig Verrat an der Beziehung. Bei Randgruppen ist das Risiko eines Traumas weitaus größer, einschließlich der Furcht, erneut zum Opfer gemacht zu werden, wenn die Mehrheit der Gesellschaft die Betroffenen ignoriert, herabsetzt, leugnet oder ihnen die Schuld am Trauma gibt, das heißt, wenn sie es nicht billigt oder unterstützt. Somit überschneiden sich alle Traumaarten.

Unsere medizinischen Modelle sagen uns, dass wir Traumata heilen müssen, und unsere Kultur sagt uns, dass wir daran wachsen müssen, dabei ist für uns eigentlich am wichtigsten, in unserem Schmerz bei uns zu sein. Und das wiederum ist etwas ganz anderes, als sich in Schmerz oder Mitleid zu verlieren. Dieser Unterschied ist ein Schlüsselaspekt des Selbstmitgefühls, einem zentralen Konzept in diesem Buch. Selbstmitgefühl hilft uns zu akzeptieren, dass Wachstum und Heilung auf unterschiedlichen Zeitachsen ablaufen.

Trauma Tools bietet einfache und wirksame Techniken, um posttraumatisches Wachstum in Körper, Geist und Herz zu fördern. Keine dieser Übungen ist ein Allheilmittel gegen Stress und Streit, aber die meisten helfen und stärken mit der Zeit Ihre Resilienz, wie eine Immunität. Probieren Sie aus, was Ihnen gefällt, und kommen Sie auf das zurück, was Sie anspricht, denn Vorlieben und Trigger entwickeln sich ständig weiter und können sich mit Ihrem Nervensystem schon morgen wieder ändern. Während Sie sich mit diesen Übungen beschäftigen, sie Ihren Bedürfnissen anpassen und sie sich zu eigen machen, entwickeln Sie sich weiter und helfen dadurch auch anderen. Je mehr wir üben, unsere inneren Werkzeuge zu nutzen, desto mehr können wir uns gegenseitig helfen, zu den Menschen zu werden, die wir sein und sehen wollen.

Kapitel 1

Gut verdrahtet für Resilienz

Ein Trauma verändert alles: unseren Körper und unseren Geist sowie unsere Beziehungen zu anderen und der Welt. Wenn wir eine schwere mentale, emotionale oder körperliche Verletzung erfahren, tauschen wir Perspektive, Wachstum und Lernen gegen Sicherheit ein – zumindest vorübergehend.

So gut wie jeder Mensch und jedes Lebewesen erlebt irgendwann eine Form von Trauma, und jeder reagiert individuell und erholt sich anders davon. Laut Berichten erleben Männer häufiger ein Trauma, aber Frauen erfahren häufiger Komplikationen durch das Trauma und entwickeln eine PTBS. Randgruppen – Menschen, die an den Rand einer ungleichen Gesellschaft gedrängt werden – sind noch stärker von Traumata und den kumulierten Auswirkungen des Traumas betroffen und haben weniger Zugang zu Heilressourcen. Bei einigen verfestigt sich die Reaktion des Körpers und hält an; bei anderen klingt sie wieder ab. Aber wir alle sind zu Wachstum und Veränderung fähig, ganz gleich, was wir erlebt haben.

Obwohl 75 Prozent von uns ein Trauma erleben, erleiden nur 8 bis 12 Prozent eine posttraumatische Belastungsstörung (PTBS), während 60 Prozent ein posttraumatisches Wachstum erfahren, so besagen es zumindest Studien. Das sind gute Zahlen. Eine noch bessere Nachricht: Es geht hier nicht um ein Entweder-oder. Eine posttraumatische Belastungsstörung und ein posttraumatisches Wachstum können gleichzeitig auftreten. Die Neurowissenschaften zeigen, dass Wachstum und Schmerz zusammen erscheinen, so wie es fast jede spirituelle und philosophische Tradition lehrt.

Ich möchte deutlich sagen, dass ein Trauma und dessen Heilung immer schrecklich, zermürbend, langsam und unvorhersehbar sind und niemals geradlinig verlaufen. Nichts kann unseren Schmerz andauernd und umfassend lindern. Tipps aus dem Freundeskreis, von Therapeutinnen und Therapeuten oder Memes werden uns niemals »heilen« oder uns unser altes Ich zurückgeben. Wir können den Schmerz von anderen Personen nie ganz verstehen, aber wir können ihn wahrnehmen – nicht um ihn zu heilen oder zu verlangen, dass er geheilt wird, nicht um uns selbst zu heilen, sondern um mit unserem Schmerz zu sein und ihn wahrzunehmen. Es ist einfacher, für uns und andere da zu sein, wenn wir einige

Werkzeuge haben, um mit Reaktionen auf ein Trauma umzugeben und sie zu lenken.

Sie fragen sich vielleicht, ob Ihr Schmerz derart schlimm ist, dass er als Trauma eingestuft wird. Ein Trauma ist eine normale Reaktion auf ein anormales Erlebnis, wie es so schön heißt, und das stimmt. Es betrifft jeden von uns auf andere Weise, denn »normal« und »anormal« sind rein subjektiv. Unsere eingebauten Stress- und Traumareaktionen sind dazu da, uns während *und nach* einem schmerzhaften Erlebnis zu schützen – wie auch vor zukünftigen Traumata. Am Ende sind wir dann mit sensorischen Triggern für Menschen, Orte und Dinge, die von unserem Nervensystem noch immer als gefährlich eingestuft werden, neu verdrahtet. Mit der Zeit, wenn diese Reaktion sich automatisiert und ihren Nutzen verliert, wird sie als »Störung« bezeichnet, obwohl unser Nervensystem lediglich versucht, aus dem Chaos eine Ordnung zu schaffen. In der Tat wäre es vielleicht einfacher, dieses Buch als ein Mittel zu sehen, sich um unser aus den Fugen geratenes Nervensystem zu kümmern, sich mit ihm anzufreunden, es zurückzusetzen und neu einzustellen, statt sich auf eine Debatte darüber einzulassen, was als Trauma »angesehen wird«.

Die Abwehrmechanismen, die wir bei Bedrohung aktivieren, sind normal und evolutionär erklärbar. Sie halfen uns und unseren Vorfahren beim Überleben. Je schlimmer oder länger die Bedrohung ist, desto stärker verdrahten diese Abwehrmechanismen unser Gehirn neu. Die Reaktionen werden ausgelöst, sobald wir eine Bedrohung spüren, nicht unbedingt, wenn eine Bedrohung vorliegt.

Lassen Sie es mich wiederholen: Sie werden ausgelöst, sobald wir eine Bedrohung *spüren,* nicht unbedingt, wenn eine Bedrohung vorliegt.
Vor diesem Hintergrund wollen wir die typischen Reaktionen auf Stress und Trauma untersuchen. Es sind Überbleibsel unserer Vorfahren, die in einer weitaus gefährlicheren Welt lebten, auch wenn es vielleicht nicht so scheinen mag. Was war für unsere Vorfahren ein Trauma, zu einer Zeit, als wir noch den Tieren, aus den wir uns entwickelten, näherstanden? Stellen Sie sich einen Löwen vor, der Sie verfolgt. Was können Sie tun, um zu überleben? Ich stellte diese Frage einmal vor einem Publikum in Texas, und es war tatsächlich eine Löwenbändigerin unter den Zuhörern. Ehrlich gesagt weiß ich nicht, warum sie an meinem Achtsamkeitskurs teilnahm, wenn sie sich selbst kontrollieren kann und sich zu einem Löwen in den Käfig traut! Wenn *Sie* ein Löwenbändiger sind, sollten Sie vielleicht direkt weiterblättern.

DIE VIER TRAUMAREAKTIONEN

Es gibt vier Reaktionen auf den Angriff des Löwen. Jede aktiviert unseren Überlebensinstinkt auf eine von zwei möglichen Arten, Hyperarousal (Übererregung) oder Hypoarousal (Untererregung).

HYPERAROUSAL

1. Kampf: Abwehr des Angreifers. Das ist eine großartige Lösung, wenn ein wildes Tier Sie jagt, aber nicht, wenn die »Bedrohung« ein Verkehrsstau, ein nerviger Kollege oder etwas ist, was Sie an Ihren eigenen persönlichen Löwen erinnert. Wenn wir auf den Kampf zurückgreifen, reagieren wir mit körperlicher oder sozialer Aggression oder Gereiztheit. Wenn wir uns selbst die Schuld geben, äußert sich das in Aggression gegenüber uns selbst in Form von Selbstverletzung oder riskantem Verhalten.

2. Flucht: Ausweichen oder Abwehr des Angriffs. Das ist gut, wenn der Löwe langsam ist und Sie schnell sind. Weniger gut ist es, wenn wir jeder Situation ausweichen, die unangenehm ist oder uns triggert. Mit der Zeit kann sich Vermeidung als ständige Angst, Panik, Agoraphobie und Ähnliches verfestigen. Sie kann zu einer Hinwendung zu reizstarken Ablenkungen, Süchten und Zwängen führen.

HYPOAROUSAL

3. Erstarrung: Verstecken oder tarnen Sie sich und fallen Sie möglichst nicht auf. Vielleicht stellen Sie sich tot und geben auf, während Sie warten, bis der Angriff vorbei ist. Hypoarousal kann mit der Zeit zu einem bewussten Vermeidungsverhalten oder zu einer unbewussten Abgrenzung führen.

Für Mitglieder von Randgruppen fühlt es sich bedrohlich an oder ist es gefährlich, Aufmerksamkeit zu erregen, und diese Reaktion bezieht sich auch auf die physische, emotionale und sogar finanzielle Sicherheit.

4. Unterwerfung: Man bezeichnet diese Reaktion auch als Ohnmacht oder Harmonisierung. Aufzugeben schützt uns auf andere Weise vor dauerhaften Traumata, nämlich durch »erlernte Hilflosigkeit« – das Gefühl, dass wir keine Kontrolle oder Macht über unser Schicksal haben. Das stürzt unser Gehirn in Depressionen, in ein langsames Aufgeben unserer Person und unserer Welt oder in Vermeidungsstrategien wie Abstumpfen bei einer Sucht.

Ein einzelnes großes traumatisches Erlebnis oder ein tiefgreifendes, länger anhaltendes Trauma verdrahtet unser Gehirn neu, sodass wir stets in diesen Stressreaktionen verharren. Dies ist die dunklere Seite der Neuroplastizität. Wenn Sie kein Löwenbändiger sind, ist der Angriff des Löwen wahrscheinlich eine Metapher für ein Erlebnis in Ihrem Leben. Sie haben dabei vermutlich eine der vier Reaktionen gezeigt. Und so reagieren Sie vielleicht immer noch auf das Leben, wenngleich der Löwe schon längst verschwunden ist.

Es mag seltsam klingen, aber unser Erregungslevel bei alltäglichen Herausforderungen sollte zwischen 60 und 80 Prozent liegen. Liegt er höher, befinden wir uns in einem Hyperarousal, liegen wir darunter, sprechen wir von einem Hypoarousal. Das ist genau die richtige Stressmenge innerhalb des Stresstoleranzfensters, das uns hilft, an den Rändern zu wachsen. Es ist der Bereich, in dem »wahre Magie« geschieht. Auch wenn sie »außerhalb Ihrer Komfortzone« liegt, wie das Meme sagt, so müssen wir doch innerhalb unserer Sicherheitszone bleiben, um wirklich wachsen zu können. Um von einem Trauma geheilt zu werden, müssen Sie wissen, wann Sie Ihre »rote Zone« oder Gefahrenzone betreten, und lernen, wie Sie in Ihre Sicherheits-/Wachstumszone zurückkehren können.

Die Polyvagal-Theorie liefert dazu den wissenschaftlichen Hintergrund. Der Psychologe und Forscher Stephen Porges, PhD, und seine Kollegin Deb Dana, LCSW, waren gemeinsam mit anderen Wissenschaftlern Vorreiter bei der Entwicklung eines neuen Verständnisses der emotionalen, sozialen und physiologischen Regulation auf Grundlage der Funktion des Vagusnervs. Dieser Nerv – eigentlich sind es zwei Nerven auf beiden Seiten des Körpers – ist praktisch eine Datenautobahn zwischen Geist und Körper. Er ist die Physiologie hinter einem dritten Aspekt unseres Nervensystems, dem sogenannten System für soziale Verbundenheit, so Porges. Die Polyvagal-Theorie ist zentral für das Verständnis und die Behandlung von Traumata geworden, wobei weitere Entdeckungen noch folgen werden.

In Wirklichkeit *brauchen* wir eine Stress- und Angstreaktion. Das richtige Maß an Angst gibt uns Sicherheit, und Stress kann uns motivieren. Wenn Sie in einer von Missbrauch geprägten Beziehung leben, ist es sicherer, im Hypoarousal-Stadium zu bleiben, bis Sie fliehen können. Wenn Ihre Militäreinheit einberufen wird, ist ein Hyperarousal gefragt. Diese Reaktionen sind angemessen und dienen unserer Sicherheit. Als der Forscher Arthur Kling bei einer Gruppe gefangener Affen die Amygdala – das Alarmsystem des Gehirns – entfernte und die Tiere zurück in die Wildnis entließ (wahrlich nicht das einfühlsamste Forschungsprojekt!), waren die Affen innerhalb weniger Wochen tot, da sie die Gefahren in ihrem Umfeld nicht erkennen und entsprechend darauf reagieren konnten.

Im Grunde sind die vier Traumareaktionen äußerst nützliche Strategien – bis sie es nicht mehr sind! Wie der Soldat, der die Autobahn nach der nächsten Sprengfalle absucht, auch wenn er längst wieder daheim ist, oder der Krebsüberlebende, der bei jedem Wehwehchen die Krankheit zurückerwartet, oder der betrogene Ehepartner, der jede neue Beziehung beendet, sobald sie zu intim wird, so können wir nach einem Trauma hypervigilant – überaufmerksam – werden und ständig nach Gefahren suchen, da wir uns dadurch in Sicherheit wähnen. Bei einigen ist die Gefahr auch lange nach einem Trauma noch sehr präsent, Selbstverletzung und Süchte wirken beruhigend, Essstörungen vermitteln ein Gefühl der Ordnung, Isolation fühlt sich tröstlich an, und Verbundenheit und Mitgefühl scheinen überwältigend. Das ist nicht nur eine mentale Reaktion: Auch unser Körper bleibt in diesen vier Traumareaktionen gefangen. Unsere Reaktionen auf ein Trauma helfen uns in dem Augenblick und halten uns am Leben, aber sie können auch unsere körperliche und geistige Gesundheit sowie unsere Beziehungen beeinträchtigen.

Wenn die vier Traumareaktionen also unsere automatischen Reaktionen sind, die uns unsere Vorfahren vererbt haben und die in unserer DNA verankert sind, was können wir also tun, um uns selbst neu zu ordnen? Die Antwort lautet glücklicherweise: *eine ganze Menge*. Denn in unserer DNA sind auch andere Reaktionen angelegt, die wir durch etwas Übung stärken können. Die stetig wachsende Forschung zu diesem Thema zeigt, dass es uns schwerfällt, neue Verhaltens- und Denkmuster anzunehmen, aber wir können uns einen Weg zu einer neuen Art des Denkens, Fühlens und Seins bahnen. Doch bevor wir dazu kommen, sollten wir kurz innehalten und nachdenken.

POLYVAGAL-ÜBERSICHT

	Erstarrung oder Unterwerfung	Kampf oder Flucht
Erregungslevel	Unter 30 %: Hypoarousal-Stadium, dorsovagales/parasympathisches Nervensystem aktiviert, außerhalb des Toleranzfensters	Über 80 %: Hyperarousal-Stadium, sympathisches Nervensystem aktiviert, außerhalb des Toleranzfensters
Körper	Zusammengesunkene Körperhaltung, langsame, flache Atmung; niedriger Blutdruck, schwache Herzfrequenz, verringerte Immunität, langsamer Stoffwechsel und Heißhunger auf energiereiche Nahrung, Cortisolspiegel führt zu körperlicher Erschöpfung, Unbeweglichkeit	Drohende Körperhaltung, kurze, flache, unregelmäßige Atmung, Blutdruck und Herzfrequenz erhöht, Immunsystem schaltet sich ab, Verdauungsapparat stoppt, Adrenalin-, Testosteron- und Cortisolspiegel führen zu Aggression und zum Handeln
Emotionen	Überwältigt, aufgeben, beschämt, geringes Vertrauen, geringe Motivation zur Abgrenzung, Hoffnungslosigkeit	Angst, Panik, Furcht, Frustration, Wut, Irritation, Panik, herausgefordert sein
Wahrnehmungen	Scan nach Signalen zum besseren Verstecken/Vermeiden	Verstärkte Farb- und Geräuschwahrnehmung, neutrale soziale Anlässe werden als feindlich wahrgenommen
Gehirnzustand und Kognition	Reduzierte neuronale Aktivität und reduzierte kognitive Funktion, verlangsamte geistige Prozesse, geringe Motivation	Amygdala aktiviert, äußere Kortizes deaktiviert, Individualisierung, Schwarzmalerei, Negativitätsbias, Pessimismus, Entweder-oder, starres Denken, Impulse deaktiviert
Soziales	Blickkontakt und Körpersprache nehmen ab, Stimme leise und sanft, Vermeidung statt Annäherung, Isolation, Misstrauen, Rückzug	Körpersprache wird bedrohlich, Stimme laut, Beziehungs- und Empathie-Kompetenzen werden heruntergefahren, Schuldzuweisungen, Sündenbockverhalten

	Verletzt und nicht geschädigt	Kümmern und anfreunden
Erregungs-level	60–80%: Wachstumszone, Nervensystem wach und aktiv, innerhalb des Toleranzfensters	50%: Komfortzone, ventro-vagaler Zustand, innerhalb des Toleranzfensters
Körper	Aufrechte, selbstbewusste Haltung, tiefe und langsame Atmung, 5–6 Zyklen pro Minute, Herzfrequenz gleichmäßig, Immunsystem und Verdauungs-system arbeiten, Oxytocin- und Testosteronspiegel steigern das Selbstvertrauen	Entspannte Körperhaltung, geregelte und langsame Atmung, Herz langsam, Kreis-lauf gleichmäßig, Immunsys-tem und Verdauung optimal, Oxytocinspiegel blockiert Cortisol, schafft Raum für Bin-dung und Sicherheitsgefühle
Emotionen	Unbehagen, das nicht überwäl-tigt, Engagement, Aufregung, Sicherheit, Flow-Zustände, starke Motivation, Dankbarkeit, Mitge-fühl, Selbstmitgefühl, sich Her-ausforderungen stellen	Zufriedenheit, geerdet, sicher, warm, gemütlich, geschützt, verbunden, Kontrolle über Dinge, nicht herausgefordert
Wahr-nehmungen	Gesamtes Spektrum der Sinnes-wahrnehmung, Suchen und Fin-den von Bedeutung, Achtsamkeit	Weitgehend genau, Ausschau halten nach Zeichen zur Stärkung der Sicherheit
Gehirn-zustand und Kognition	Äußere Kortizes aktiviert, gut reguliert, kognitive Spitzenleis-tung, kritisches, differenziertes Denken, Planung, Impulskont-rolle, Ziele setzen, aktives Lernen, Überschreiten von Grenzen, Akti-vierung der Neugierde	Gehirn denkt klar, ist aber nicht überaktiviert, klares Denken, regulierte Gedanken nicht herausgefordert, gerin-ges Risiko, geringe Beloh-nung
Soziales	Augen nehmen großen mittleren Reiz-Bereich wahr, volle Bewe-gungsfreiheit, ruhige und gleichmäßige Stimme, Empathie für andere und Verbindung zu anderen	Augenbewegung und Sinnes-eindrücke leicht reduziert, nicht nach Gefahren suchend, volle Bewegungsfreiheit, tiefere und langsamere Stimme, soziales Gehirn aktiv

Reflexion über die vier Traumareaktionen

- Können Sie sich an eine Zeit erinnern, in der Sie auf eine der vier Traumareaktionen zurückgriffen?
- Ist das aktuell der Fall? Wenn ja, was hat sie ausgelöst?
- Wenn Sie an Stressfaktoren im Alltag denken – eine bestimmte Person auf der Arbeit, eine finanzielle Herausforderung, ein familiärer Konflikt –, entspricht eine der vier Traumareaktionen Ihrer automatischen Reaktion?
- Wie haben sich Ihre Stressreaktionen auf Körper, Geist und Beziehungen ausgewirkt?
- Welche Symptome der vier Traumareaktionen lassen sich jetzt oder in der Vergangenheit auf Sie anwenden?

Kommen wir noch einmal zurück auf die Löwenbändigerin aus Texas. Sie hat gelernt, die Stressreaktion außer Kraft zu setzen, während sich die meisten von uns wünschten, sie möge einsetzen. Sie hat die Kontrolle über ihr Nervensystem wiedererlangt, sodass sie, wenn sie zum Löwen in den Käfig geht, ruhig bleibt und sich beherrschen kann. Sie nähert sich ihm, statt ihm auszuweichen. Sie kümmert sich um den Löwen und freundet sich sogar mit ihm an. Sie hat für sich einen guten Mittelweg gefunden.

Dieser Mittelweg hat viele Namen, spirituell wie wissenschaftlich. Es ist der Zustand, in dem wir ruhen und verdauen, uns ernähren und vermehren, Verbindung und Orientierung finden, und andere sinnvolle Dinge tun. Wir können ihn parasympathisches Nervensystem, ventrovagalen Zustand, grüne Zone, »Toleranzfenster« nennen, wie Daniel Siegel es tut, oder ihn als »im Selbst sein« (nach dem Modell der Systemischen Therapie mit der Inneren Familie) bezeichnen.

In spiritueller Hinsicht können wir an Buddhas Mittleren Weg der Mäßigung denken, die Fähigkeit, unsere Reaktion »wählen« zu können, das achtsame Bewusstsein, das zu mitfühlendem Handeln führt, oder das »rechte Mühen« (weder Über- noch Unterforderung für das, was eine Situation erfordert). Ich nenne diese Reaktion »Kümmern und Anfreunden«.

Kümmern und Anfreunden

Sie bekommen eine Vorstellung vom Kümmern, indem Sie selbstbewusst aufrecht stehen, wobei die Handflächen nach oben gerichtet sind. Zum Anfreunden legen Sie Ihre Hände über Ihr Herz. Diese Bewegung wiederholen Sie einige Male. Das ist alles – Sie brauchen keine weitere Anleitung.

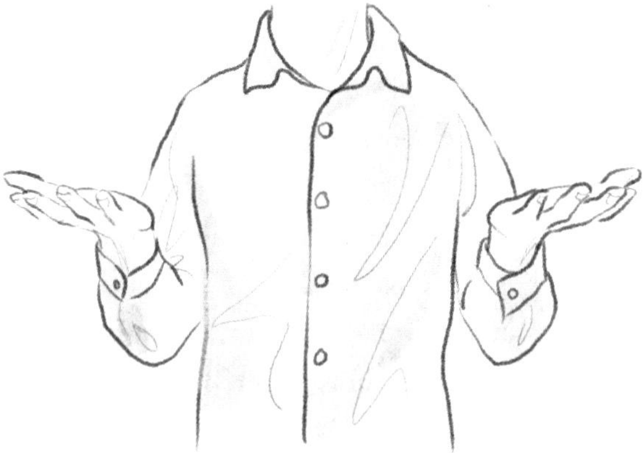

Kümmern

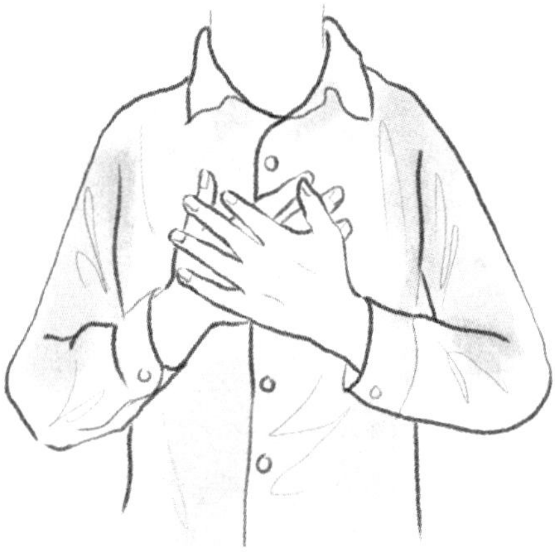

Anfreunden

Als Therapeut bin ich auf gewisse Weise verpflichtet, eine klischeehafte Frage zu stellen: *Wie fühlen Sie sich dabei?* Tatsächlich steht dieser Satz sogar auf meinem Kaffeebecher. Also, wie fühlen Sie sich durch das Kümmern und Anfreunden – in Körper, Geist, Atem und Herz? Sie merken vielleicht im Körper, dass sich Ihre Atem- und Herzfrequenz stabilisieren und regelmäßig und gleichmäßig werden. Zudem geht Ihre Temperatur auf den Ausgangswert zurück, während sich die Muskeln entspannen. Das Verdauungssystem beginnt wieder zu arbeiten, und das Immunsystem kommt erneut in Schwung. Das Blut zirkuliert nicht nur zu den lebenswichtigen Organen, sondern durch den gesamten Körper und die Extremitäten – keine kalten Füße mehr. Zucker, Fett und Salz sind weniger wünschenswert; Sie hungern nach unterschiedlichen Geschmacksnoten, sobald Ihr Mund wieder Speichel bildet. Die Teile Ihres Gehirns, die die sozialen und sexuellen Systeme regulieren, werden aktiv, um sich zu verbinden und zu kümmern, während Empathie und Perspektive zurückkehren und nicht mehr jeder als Feind erscheint. Ihr Gehirn unterdrückt Impulse, reguliert Emotionen und konzentriert sich. Die Fähigkeit zum kritischen Denken kehrt zurück, denn Sie sehen die Welt nicht mehr so stark schwarz-weiß. Stresshormone, die Ihr Gehirn verstopft haben, werden fortgespült und schaffen Platz für Liebe, Vertrauen und das Bindungshormon Oxytocin.

Die Aufwärtsspirale setzt sich fort, wenn Sie bewusst und unbewusst nach gesunden Beziehungen trachten, und diese nach Ihnen als selbstreguliertem Menschen suchen, der die Beziehung aufnehmen kann. Ihr Unterstützungsnetzwerk wächst und umfasst Menschen, die Sie koregulieren und inspirieren, damit Sie sich weiterhin gut um sich selbst kümmern. Ihre Aufwärtsspirale könnte damit beginnen, dass Sie sich um Haustiere und Pflanzen kümmern. Sie haben die Energie, gesund zu kochen und sich zu bewegen. Ihr Körper fühlt sich sicher genug, um einzuschlafen und die Nacht durchzuschlafen.

Jetzt sind Ihr Gehirn und Ihr Körper für die meisten Aufgaben bestens gerüstet, und Sie können neue Verbindungen der Unterstützung aufbauen. Das Toleranzfenster ist offen, und kleinere Belastungen prallen an Ihnen ab. Das Gefühl der Sicherheit kehrt zurück. In Ihrem Gehirn nimmt die Neuroplastizität vielleicht sogar noch zu, sodass es Ihre Entscheidungen mit reguliertem Serotonin und glücklich stimmenden Dopaminausschüttungen belohnt. Ihr Fenster öffnet sich Ihrem Leben. Das ist die Erfahrung von Kümmern und Anfreunden.

Im Grunde geht es bei dieser und den folgenden Übungen um Selbstbefähigung und darum, dass Sie Kümmern und Anfreunden statt der vier Traumareaktionen wählen, um das Gefühl der Ohnmacht zu überwinden, das die PTBS kennzeichnet. Auf einer tieferen Ebene *schützt* uns das Gefühl der Selbstbefähigung vor Stress, Wut, Angst, Scham und Traurigkeit – sogar vor körperlichem Schmerz. Wahre Selbstbefähigung hilft uns, Sicherheit von Gefahr zu unterscheiden, die häufig bei der Neuverdrahtung aufgrund eines Traumas verwechselt werden. So entsteht die persönliche Befähigung *in* Ihrem Körper, Ihrem Geist und Ihren Beziehungen. Wenn wir diesen Weg des Seins betreten, nehmen

wir die Welt, Freundinnen und Freunde wie auch Fremde als weniger bedrohlich wahr und können in unseren Worten und unserem Verhalten ehrlicher, authentischer und verletzlicher sein.
Kümmern und Anfreunden sind für uns so selbstverständlich wie die vier Traumareaktionen. Wir lernen nicht, wir denken nicht, und wir lieben nicht, bevor wir uns nicht sicher und offen genug fühlen, um uns kümmern und anfreunden zu können. Mit ausreichend Übung können wir lernen, unsere Reaktion auf fast jede Situation, der wir begegnen, selbst zu wählen, genau wie ein Löwenbändiger. Im nächsten Kapitel lernen wir, wie der Körper die Samen zur Heilung von Traumata speichert und festhält. In Kapitel 3 werden wir unseren resilienten Geist fördern, indem wir unser Gehirn durch positive Psychologie, Achtsamkeit und andere Techniken, die den »Negativitätsbias« aufheben, stressbeständig machen.

Negativitätsbias: Wir Menschen sind so verdrahtet, dass wir das Glas als halb leer und nicht als halb voll sehen. Wenn Sie evolutionär denken, ergibt das Sinn: Hören Sie ein seltsames Geräusch im Dschungel, oder sehen Sie irgendwo ein Stück Fell? Da ist es sicherer, davon auszugehen, dass es ein hungriger Löwe und kein flauschiges Kätzchen ist. Deshalb neigen wir dazu, das Schlimmste anzunehmen, und auf diese Weise überleben wir und geben unsere überlebensorientierten Gene weiter, die eher pessimistischer Natur sind. Diejenigen, die vom Besten ausgingen, wurden zum Löwenfraß und konnten ihre optimistische DNA nicht weitergeben. Die Positive Psychologie sagt: »Dein Gehirn ist Teflon für das Positive und Klettband für das Negative.« Das Verhältnis ist vier zu eins: Es braucht etwa vier positive Erfahrungen, um eine negative Erfahrung aufzuwiegen.

In Kapitel 4 werden wir uns schließlich der Resilienz in unseren Beziehungen zuwenden. Dieses letzte Kapitel wird Ihnen helfen, Angst und Scham zu überwinden und ein stärkeres Unterstützungsnetzwerk für Krisenzeiten aufzubauen. Darüber hinaus werden Sie lernen, wie Sie in Ihrem Leben – und auch online – wirksam gesunde Grenzen setzen. Denn so können wir stärkere Gemeinschaften und Gesellschaften errichten und vielleicht sogar einen dauerhaften sozialen Wandel herbeiführen.

Thich Nhat Hanh sagte: »Zu denken, dass wir in der Lage sein sollten, ein Leben ohne Leiden führen zu können, ist genauso illusorisch, wie zu glauben, wir könnten eine linke Seite ohne eine rechte Seite haben. Dasselbe gilt für die Vorstellung, wir hätten ein Leben, in dem keinerlei Glück zu finden ist.«

Ein erfülltes Leben ist ein Sowohl-als-auch, nicht ein Entweder-oder, und allzu oft gehen wir davon aus, dass die Dinge so oder so sind, obwohl sie tatsächlich vielschichtig, mehrdeutig und komplex daherkommen. Um Ideen zu paraphrasieren, die im Internet kursieren: Sie können dankbar sein und trotzdem mehr für sich selbst brauchen. Sie können Resilienz zeigen und trotzdem Ruhe benötigen. Sie können wild und unabhängig sein und trotzdem andere brauchen und wollen. Sie können sicher sein und trotzdem Ihre Meinung ändern. Sie können fürsorglich und mitfühlend mit sich selbst sein, ohne sich schuldig zu fühlen. Sie können freundlich und großzügig sein und trotzdem *Nein* sagen und Grenzen setzen, in dem Wissen, dass das Neinsagen selbst manchmal ein Akt der Großzügigkeit ist. Sie können in der Vergangenheit Ihr Bestes getan haben, doch seither haben Sie vielleicht gelernt, wie man Dinge auch auf andere Weise tun kann. Schließlich haben auch andere Menschen Probleme und Schmerzen, aber Ihre sind trotzdem wichtig. Sie können mutig sein und trotzdem Angst haben, etwas zu tun – aber Sie können es trotzdem tun.

Kapitel 2

Der resiliente Körper

Im Jahr 2013 war ich in Helsinki, Finnland, und leitete ein Achtsamkeitsseminar, als ich in der Mittagspause auf meinem Handy eine Flut von Messages entdeckte, die nachfragten, ob es mir gut ginge. Als ich die Nachrichten checkte, sah ich die blutigen Bilder von verängstigten Gesichtern in den mir wohlbekannten Straßen von Boston. Bei einer Veranstaltung, die ich schon als Kind erlebt hatte, nur einige Blocks von meinem Haus entfernt, hatte es einen Anschlag auf den Boston-Marathon gegeben. Vor Angst krampfte sich mein Herz zusammen, und unbewusst legte ich meine Hände für einen Moment auf mein Herz, als meine Reaktion in Anfreunden umschlug. Wäre ich auf der Ziellinie des Laufes gewesen, wären Kampf, Flucht, Erstarrung oder Unterwerfung die hilfreichsten Reaktionen gewesen, und diese vier Traumareaktionen retteten auch an diesem Tag das Leben vieler Menschen, die ich kannte. Aber als ich darüber nachdachte, wie ich aus 9000 Kilometern Entfernung helfen konnte, zeigte ich mein Kümmern mit dieser einfachen Geste. Ich konnte kurz darauf Freundinnen und Freunde wie auch meine Familie in der Heimat erreichen und ihnen meine

Liebe und Unterstützung anbieten. Dieser Tag zeigte mir, dass wir mit ausreichend Zeit und Training durch stärkeres Körperbewusstsein und stärkere Selbstbestimmung unsere Reaktion auf jede Herausforderung wählen können.

Heilung muss beim Körper anfangen. Wenn unser Körper sich nicht sicher fühlt, wenn wir uns nicht mit unserem Nervensystem »angefreundet« haben, wie Deb Dana sagt, ist Wachstum schwieriger. Wie viele meiner Klienten fragen Sie sich völlig zu Recht: Warum sollte ich auf meinen Körper hören, der voller Schmerz, Traurigkeit, Angst, Wut und Verrat ist? Die Konzentration auf die Atmung mag für manche eine Herausforderung oder ein Trigger sein. In einem stillen Körper zu ruhen kann bei vielen, die ein Trauma erlebt haben, ein ungutes Gefühl auslösen. Es mag zwar anfangs beängstigend sein, aber die gute Nachricht ist, dass Sie die Macht über Ihren ohnmächtigen Körper zurückerlangen, und genau dann setzt Heilung ein. Lange bevor wir einen Lebenssinn und emotionales Wachstum finden, können wir unser Nervensystem durch Körperübungen selbst regulieren. Wenn wir uns in unserem Körper gestärkt fühlen, hat unser Trauma viel weniger Macht über uns.

So zitierte Bruce Lee in einem Meme einen antiken griechischen Philosophen: »Unter Zwang erfüllen wir nicht unsere Erwartungen, sondern fallen zurück auf unseren Trainingsstand.« Lassen Sie uns mit dem Training beginnen.

DER KÖRPER IM TRAUMA

Wie wir im vorigen Kapitel sahen, reagiert unser Körper ziemlich unkontrolliert auf Trauma und Stress. Atmung und Herzschlag sind gestört und biologische Systeme dysreguliert, einschließlich Appetit und Verdauung. Wir sehnen uns nach Überlebensnahrung wie Salz, Fett und Zucker, die uns neue Energie geben. Wenn wir gestresst sind, wollen wir keinen Grünkohl. (Okay, vielleicht wollen wir sowieso nie Grünkohl.)

Unser Immunsystem geht an und aus, weil die Energie eher dem kurzfristigen als dem langfristigen Überleben dient. Muskelverspannungen und Entzündungen werden chronisch, wenn wir starre, defensive Haltungen einnehmen und unsere Muskeln anspannen, auch wenn das kaum hilft. Heiße und kalte Blitze durchströmen uns. Wir werden häufiger und länger krank, weil Stress unserem Immunsystem schadet. Schlimmer noch, er kann sogar unerträglich werden, wenn Mediziner unsere Bedenken abtun, für die sie keine eindeutige Diagnose stellen können, und damit die Meinung derer wiederholen, die unser Trauma abgetan haben. Randgruppen ist diese Reaktion wohlbekannt. Um uns in der Welt sicher zu fühlen, müssen wir uns zuerst in unserem eigenen Körper sicher fühlen.

Unser Körper ist für gelegentliche, kurzzeitige Stressreaktionen ausgelegt. Die Stressreaktion setzt schnell ein, aber es kann Stunden dauern, bis sie sich wieder abschaltet. Je häufiger oder länger sie eingeschaltet wird, desto länger dauert es, bis sie sich wieder abschaltet, wenn überhaupt. Diese »ständige« Reaktion führt zu PTBS, wohingegen die Fähigkeit, die Reaktion abzuschalten, PTBS verhindert. Verinnerlichte Übungen wie Kümmern und Anfreunden werden Sie nicht vor Stress schützen, aber sie helfen, die Stressreaktion schneller abzuschalten, wenn sie nicht gebraucht wird, und verhindern, dass Sie Ihr System dauerhaft auf Dysregulation umstellen.

Neueste Forschungen zu Traumata deuten darauf hin, dass wir unsere Psyche erst heilen können, wenn wir uns in einem gesunden, regulierten und verlässlichen Körper sicher und stark fühlen. Erst dann werden wir neue Situationen, in denen wir uns wiederfinden, als Wachstumschancen und weniger als Bedrohung wahrnehmen. Wir spüren, dass wir »Macht haben«, statt dass jemand »Macht über uns hat«. Engagiert und gestärkt in der Welt, suchen wir nach neuen Verbindungen, Einsichten und Möglichkeiten, nutzen unsere Kreativität in höherem Maße und nähern uns der Welt von einem Ort stiller Kraft.

Durch Ihre Lebensumstände kann das Gefühl von Sicherheit in Ihrem Körper zur Herausforderung werden. Vielleicht leben Sie mit einer chronischen Krankheit oder einer Behinderung, die möglicherweise mit Ihrem Trauma zusammenhängt. Vielleicht waren Sie krank, erlitten eine Verletzung oder einen Übergriff. Ihr Umfeld und Ihre Lebenssituation können unsicher sein oder sich unsicher anfühlen. Selbst in Zeiten, in denen es uns gut geht, ist es schwer, mit Körperübungen zur Selbstfürsorge anzufangen und diese beizubehalten. Stattdessen können Sie mit Atemgrundübungen beginnen, mit denen Sie lernen, sich selbst zu regulieren und mit Herausforderungen umzugehen. Sind das Wundermittel? Nein. Helfen sie alle ein bisschen? Ja, die Summe macht's. Wenn wir lernen, uns in unserem Körper gut und gestärkt zu fühlen, werden wir resilienter und sind bereit, sicher in unserem Geist und in der Welt zu leben.

DER ATEM: DIE FERNBEDIENUNG DES NERVENSYSTEMS

Wahrscheinlich haben Sie bemerkt, dass Ihr Atem dysreguliert ist, wenn Sie sich in einer der vier Traumareaktionen befinden – er wird langsam und flach, schnell und abgehackt. Ich bemerke das sogar bei meinen Kindern. Ihre Atmung wird schwer und unruhig, wenn sie emotional werden, und sie ist nicht langsam, gleichmäßig und ruhig wie beim Basteln und Werkeln. Obwohl wir Erwachsenen größere Körper und größere Lungen haben und manchmal unsere Emotionen besser verstecken können, gilt das Gleiche auch für uns.

Unsere Stimmung kann unsere Atmung beeinflussen, aber auch der umgekehrte Fall kann eintreten: Wenn wir unsere Atmung anpassen, können wir unsere Stimmung verändern. Forscher haben mit Strom den Vagusnerv stimuliert, der bei Depressionen, Trauma und sogar bei einigen Autoimmunkrankheiten hilfreich sein kann. Auf natürliche Weise kann unser Atem das Gleiche bewirken. Hier haben wir eine bewusste Kontrolle über einen Teil unseres autonomen Nervensystems, anders als bei unserem Herzschlag oder unserer Verdauung. Unser Atem ist wie eine Fernsteuerung für unser inneres Alarmsystem. Ist er gleichmäßig und regelmäßig, gilt das auch für Körper und Gehirn. Wenn Sie Ihren Atem regulieren, regulieren Sie gleichzeitig Ihren Körper und Ihr Nervensystem – und damit auch Gehirn und Emotionen, Impulse und Aufmerksamkeit. Wer wünscht sich nicht eine solche Superkraft?

Wenn der Atem so wichtig ist, wie können wir ihn richtig einsetzen? Forscher gehen von einer Atemfrequenz zwischen vier und sechs Atemzügen pro Minute aus, um auf das eigene Toleranzfenster zuzugreifen. Je nach eigener Größe sind das etwa fünfeinhalb Atemzüge pro Minute mit fünfeinhalb Sekunden zum Einatmen und fünfeinhalb Sekunden zum Ausatmen. Interessanterweise fanden italienische Forscher heraus, dass Lieder und Gesänge, zwischen denen Tausende von Kilometern, Jahren und Kulturen liegen – wie zum Beispiel hinduistische Mantras und das lateinische »Ave Maria« –, Menschen in den gleichen physiologischen Zustand der Atmung, des Herzens, des Blutflusses und mehr versetzen. Den gleichen Fünf- bis Sechs-Sekunden-Zyklus fand man auch in Gesängen der Indigenen in Afrika, Asien und Amerika. Untersuchungen bei Überlebenden des 11. Septembers zeigten, dass Depressionen und Ängste sich bei diesem Atmungsverhältnis signifikant reduzierten, selbst ohne diese Gesänge.

Vor ein paar Jahren hatte ich die Ehre, in meinem alten Schulbezirk Kinder in Achtsamkeit und Atemtechniken zu unterrichten. Ein alter Freund, der eine turbulente Kindheit hinter sich hatte, die er als »permanentes Chaos« umschrieb – noch bevor er von unserem Priester missbraucht wurde –, meinte dazu: »Stell dir vor, wenn wir in unserer Schulzeit in Achtsamkeit unterrichtet worden wären, wie viel besser hätten wir vieles bewältigen können.« Und das stimmt. Ich habe den Nutzen achtsamer Atmung bei Freunden und Klienten gleichermaßen erlebt.

Die Nutzung des Atems zur Regulation des Nervensystems bei traumatischen Erfahrungen oder Flashbacks ist äußerst wirkungsvoll. Wie alles in diesem Buch sind jedoch auch Atemübungen nicht jedermanns Ding. Bei manchen Menschen können sie *mehr* Angst auslösen, insbesondere die achtsame Atmung. Unseren Atem einfach nur zu beobachten, fällt manchen schwer und kann Ängste bewirken.

Eine gezielte, regulierte Atmung erdet vermutlich mehr – und erweist sich als dauerhafter Anker –, weshalb ich diese Übungen zuerst anbiete. Wenn eine der folgenden Atemübungen Sie emotional zu stark fordert, können Sie sich stärker erden, indem Sie beim Atmen Ihre Füße auf den Boden drücken. Sie können Bewegung in Ihre Übung einfließen lassen, wenn Sie Ihre Arme bewegen. Sie müssen nicht stillstehen. Sie können auch an Bilder denken, indem Sie Emotionen oder Eigenschaften, die wachsen sollen, einatmen, und all das ausatmen, was Sie loslassen wollen. So können Sie beispielsweise Zuversicht einatmen und Angst ausatmen. Und wissen Sie was? Sie können auch eine der zahlreichen Übungen in diesem Buch probieren. Blättern Sie zum Kapitel »Ein selbstbewusster Körper« auf Seite 46. Dort finden Sie Körperübungen, die nicht auf Atmung aufbauen.

REGULIERTE ATMUNG

Eine regulierte oder bewusste Atmung bedeutet, dass wir unsere Atmung bewusst anpassen, verlangsamen und vertiefen, um den ventrovagalen Ton von Trost und Sicherheit auszubilden. Kurze, scharfe, unregelmäßige Atemzüge bei Angst sind wie ein Notruf an unser sympathisches Nervensystem, das die Kampf-Flucht-Reaktion aktiviert. Flache, schwache Atemzüge hingegen lösen Erstarrung und Ohnmacht aus. Wenn wir längere, tiefere Atemzüge einüben, nehmen wir die Fernsteuerung von unserem Trauma und bringen unserem Nervensystem bei, sich selbst zu regulieren. Indem wir tiefer und länger atmen, aktivieren wir den Vagusnerv und verbessern die Kommunikation zwischen Organen und Gehirn und fördern körperliche und geistige Gesundheit und Konzentration. Eine bewusste, regulierte Atemarbeit kann Stress und Ängste reduzieren, hilft bei Konzentration und Schlaflosigkeit, verbessert die Herzfrequenzvariabilität, lindert Depressionen und stärkt sogar die Funktion des Immunsystems.

Die **Herzfrequenzvariabilität** (HFV) misst den Rhythmus zwischen den Herzschlägen. Die HFV erfasst direkt die Atemfrequenz. Eine dysregulierte HFV kann zu Herzerkrankungen, Krebs, Depression, Angst und einer PTBS führen. Eine niedrige HFV – Herzrhythmus ändert sich kaum – deutet auf eine fehlende Balance des Nervensystems und Schwierigkeiten hin, angemessen auf den Moment zu reagieren. Eine hohe HFV entspricht der Balance zwischen Parasympathikus und Sympathikus und der Fähigkeit, im richtigen Zustand für den Moment zu sein.

Durch die Anpassung von Atemgeschwindigkeit, -tiefe und -verhältnis wird die emotionale Reaktion reduziert. Sogar Ihr Stimmungskanal kann hierdurch verändert werden. So haben Wissenschaftler herausgefunden, dass man Atemfrequenz und -verhältnis nachverfolgen kann, um herauszufinden, wie die Atmung bei Wut oder Ruhe, Traurigkeit oder Fröhlichkeit, Frustration oder Aufregung oder sogar bei einem Suchttrieb ist. Sie können tatsächlich Ihre Stimmung ändern, wenn Sie einem bestimmten Atemmuster folgen. Verschiedene Atemverhältnisse regulieren sogar unser soziales System und helfen uns, uns zu engagieren, statt uns zurückzuziehen.

Ferngesteuert: Vier Methoden zur Atemregulierung

Es gibt einfache Möglichkeiten zur Atemregulierung, die Sie vielleicht schon unwissentlich anwenden. Diejenigen von uns, die keine Geduld zum Meditieren haben, sind vielleicht zu befangen, um einen Yogakurs zu besuchen, oder zu skeptisch, um an Gebete zu glauben. Wir können trotzdem durch die Atemregulierung von den nachgewiesenen Vorteilen dieser drei Praktiken profitieren. Sie können die einfache Atemregulierung überall ausführen.

1. Verlängerung des Atems

Die Lunge hat mit dem Nervensystem verbundene Nerven, und an der Lunge befinden sich unten und oben verschiedene Nervenenden. Die unteren Enden senden ein Signal zur Entspannung und schalten die Kampf-Flucht-Reaktion ab. Wenn wir tief einatmen, wird also in unserer Lunge und unserem Nervensystem bildlich ein Reset-Schalter gedrückt, der uns entspannen lässt. Am besten atmen Sie durch die Nase ein und langsam durch den Mund aus. Sie sollten etwa fünf Sekunden ausatmen und fünf Sekunden einatmen. Auf diese Weise haben Sie eine Atemfrequenz von etwa fünf Atemzügen pro Minute.

2. Hände auf den Kopf

Fleet Maull, der traumasensible Achtsamkeit in Gefängnissen lehrte, in denen er selbst zwei Jahrzehnte verbrachte, empfiehlt, beim Atmen die Hände hinter den Kopf zu legen und sich zurückzulehnen. Ohne große Anstrengung dehnt diese Haltung den Vagusnerv und vertieft, verlangsamt und reguliert den Atem – und verändert sogar die Körperchemie. Probieren Sie es jetzt aus und achten Sie auf Ihre Beobachtungen. Viele von uns dehnen auf diese Weise den Körper bereits bei der unbewussten Selbstregulation.

3. Ein stiller Seufzer

Viele Menschen seufzen spontan einige Dutzend Mal am Tag, um Stress und Frustration abzubauen. Überlegen Sie mal: Ein Seufzer ist lediglich ein langgezogenes, gleichmäßiges Ausatmen, das wir fast immer nutzen, um uns zu entspannen. Der Klang kann auch unsere Muskeln durch Vibration entspannen wie ein Gesang, aber ein stiller Seufzer übernimmt die gleiche Funktion. Immer, wenn Sie gerade daran denken, können Sie tief einatmen und mit einem leisen Seufzer ausatmen. Wie fühlen Sie sich dabei?

4. Zählen der Atemzüge

Bei einer bewussten Atemtechnik zählen Sie beim Atmen. Ich mag die 7-11-Atmung, die leicht zu merken ist. Einfach einatmen und dabei bis sieben zählen, und dann ausatmen und dabei bis elf zählen. Eine ähnliche

Methode, die oft für den Schlaf empfohlen wird, ist die Dreieck-Atmung oder 4-7-8-Atmung: Vier Atemzüge einatmen, sieben halten und acht ausatmen. Die Vier-Quadrat-Atmung oder Box-Atmung ist eine weitere Möglichkeit: Sie atmen vier Sekunden ein, halten vier Sekunden den Atem, atmen vier Sekunden aus und halten wieder vier Sekunden den Atem. Dann wiederholen Sie das Ganze.

Die bewusste Atemregulierung fühlt sich anfangs oft unangenehm an und erfordert ein wenig Übung. Ziel ist es, einen Weg zu finden, Ihr Nervensystem auf angenehme Weise durch Atmung zu regulieren. Der Atem kann dann auf etwas Schwieriges reagieren oder etwas vorbeugen, wenn wir uns in einer herausfordernden oder triggernden Situation wiederfinden. Alan wuchs mit einem Vater auf, dessen Wut explosiv war und aus dem Nichts zu kommen schien, und er arbeitete unglaublich hart daran, nicht in dessen Fußstapfen zu treten. Eine achtsame Atmung, bei der er nur auf seinen Atem achtete, überforderte Alan; seine Gedanken schweiften ab und lösten Frustration aus. Aber eine regulierte Atmung half ihm, sich schnell zu beruhigen, wenn er getriggert wurde. Sie erinnerte ihn an die natürliche Atemarbeit während seiner Zeit als Hockeytorwart in der Highschool – wiederum eine Zeit in seinem Leben, in der viel auf ihn zugekommen war und er einen kühlen Kopf hatte bewahren müssen. Er übte die 7-11-Atmung an roten Ampeln im Straßenverkehr, wo er regelmäßig die Nerven verlor, oder auf der Auffahrt vor dem

Betreten des Hauses, bevor er auf Frau und Familie traf, die ihn oft in ähnlicher Weise triggerten wie sein Vater. Wenn Alan das Gefühl hatte, dass ihn die Atmung nicht erdete, hielt er die Augen offen, hob die Arme ein wenig oder drückte seine Füße in den Boden, während er atmete. Wie viele Menschen fühlte auch Alan sich nicht stark genug verankert, um nur auf die Atmung zu achten, sodass das bewusste Zählen der Atemzüge ihm die Möglichkeit gab, objektiven Abstand zu gewinnen. Wenn Sie die achtsame Atemwahrnehmung üben möchten, können Sie eine Visualisierung zur Hilfe nehmen. Als lebenslanger Strandgänger finde ich es hilfreich, mir die Atmung als Wellen zu vorzustellen und sie zu spüren, wie ich es in der folgenden Übung tue.

Wellenatmung

Spüren Sie bei dieser Übung den Atem, der mühelos über und durch Sie strömt, Sie massiert und von innen und außen streichelt:

- Schließen Sie Ihre Augen, machen Sie sie weich oder senken Sie sie und achten Sie bewusst auf Ihre Atmung.

- Achten Sie beim Atmen besonders auf Geräusche und Empfindungen, die Sie daran erinnern, dass Sie atmen.
- Hören Sie das sanfte Rauschen Ihres Atems und lauschen Sie, als ob er wie Wellen an den Strand plätschert. Spüren Sie das sanfte Steigen und Fallen der Wellen.
- Während Sie sich mit Ihrem Atem verbinden, erkennen Sie, dass einige Atemzüge genau wie Wellen sanfter oder rauer, länger oder kürzer sind.
- Die Atemzüge kommen wie Wellen immer wieder und spülen, Atemzug um Atemzug, erwünschte und unerwünschte Gedanken, Gefühle und Erinnerungen fort.

Die achtsame Atmung kann die regulierte Atmung unterstützen. Wenn Sie Ihren Atem weiterhin beobachten und auf ihn hören, werden Sie erkennen, wie Ihre Stimmung Ihre Atemmuster beeinflusst, so wie die Gezeiten unter Mondeinfluss stehen. Sie können Ihren Atemfluss anpassen und kleine Veränderungen an der eigenen Atmung vornehmen.

Versuchen Sie, Ihren Atem über den Tag zu beobachten und das Atemverhältnis und den Atemrhythmus in verschiedenen Stimmungen, an verschiedenen Orten und in verschiedenen Situationen wahrzunehmen. Sie können den Atem wie Meereswellen beobachten, Atemzüge zählen oder einfach den Atem mit allen Sinnen genießen. Während Sie Ihren Atem kennenlernen, versuchen Sie, die Verhältnisse zu ändern oder verschiedene Übungen zur Atemregulierung wie die 7-11-Atmung oder Dreieck-Atmung anzuwenden. Selbst ein einfacher langer Seufzer oder ein langsames Ausatmen reguliert das Nervensystem und stellt es neu ein. Sie haben die Kontrolle über alles.

EIN SELBSTBEWUSSTER KÖRPER

Eine meiner ersten Aufgaben als wissenschaftlicher Mitarbeiter bestand darin, Videobänder von Menschen in Therapie anzuschauen. Mit etwas Übung konnten wir Wissenschaftler auf stummgeschalteten Videos Menschen aufgrund ihrer Körpersprache diagnostizieren. Wie würden Sie Personen beschreiben, die unter Depression, Trauma oder Scham leiden? Jedes Mal, wenn ich die Frage in einem meiner Workshops stelle, bekomme ich die gleichen Antworten: »Schlafen auf der Couch zu merkwürdigen Zeiten, falls sie überhaupt schlafen.« »Essen zu viel oder gar nichts.« »Starren den ganzen Tag auf einen Bildschirm.« »Ziehen sich zurück und verlassen nie das Haus oder treffen Leute.« »Duschen nicht oder laufen nur im Schlafanzug herum.« Manchmal sacken die Leute sogar in sich zusammen, um eine Erstarrungs- oder Ohnmachtshaltung zu beschreiben. Als Nächstes bitte ich sie, sich selbst zu beschreiben, wenn der Zustand unserer Welt sie einholt – zum Beispiel zu Beginn der Pandemie. Erkennen Sie Ähnlichkeiten?

Unsere geistige Gesundheit wirkt sich auf unseren Körper und unser Verhalten aus, aber auch das Gegenteil ist der Fall. In der Tat verändert die Zeit, die wir vor Bildschirmen verbringen, unser Atemmuster und wirkt sich vermutlich auch auf unsere Stimmung und unser Selbstvertrauen aus, und macht uns, so die Forschung, weniger selbstsicher. Heutige Psychotherapeuten wissen: Selbst wenn es uns lähmt, durch Denken zu einer neuen Art des Handels zu kommen, können wir durch Handeln zu einer neuen Art des Denkens und Fühlens gelangen. Genau wie sich unsere Atmung mit unserer Stimmung ändert – und umgekehrt –, so ändert sich auch unser Körper durch unsere Gefühle, *und* wir können unsere Gefühle ändern, indem wir unseren Körper ändern. Das ist die Umkehrung der Depression, in die uns Umstände wie Scham über ein Trauma oder chronische Krankheiten zwingen. Bei einem Trauma geht es um das Gefühl von Machtlosigkeit. Je stärker wir einen inneren Kontrollbereich entwickeln, desto besser kommen wir durch zukünftige Stress- und Traumasituationen.

Sich in seinem Körper wohlzufühlen – und durch ihn gestärkt zu werden – ist der erste Schritt auf dem Weg zur Heilung und zur Stärkung des eigenen Lebens. Sie können mit einfachen Dehnübungen beginnen. Die gesundheitlichen und mentalen Vorteile von Yoga sind vielfältig und gut erforscht, unter anderem bei Depression und Achtsamkeit. Wenn Sie aktiv mit Traumareaktionen zu kämpfen haben, suchen Sie sich einen Yogalehrer, der mit Traumata umzugehen weiß, damit Sie in Ihrer Sicherheitszone bleiben können.

Die Positivitätspsychologin und -forscherin Emma Seppälä untersuchte, wie sich Yoga auf Kriegsveteranen auswirkte, und fand noch Monate nach dem Ende der Yogastunde gesenkte Hypervigilanz, Schreckreaktionen, Atemfrequenz und -regulierung. Darüber hinaus zeigten die Yoga praktizierenden Veteranen weniger Angstsymptome wie Albträume und Flashbacks. Die raumeinnehmenden Yogastellungen stärken normalerweise am meisten – vor allem brusterweiternde Haltungen, die den Atem vertiefen, wie die Kobra-Pose, der heraufschauende Hund und dergleichen. Aber Sie müssen nicht Yoga praktizieren, um die Kraft der Veränderung Ihrer Körperhaltung zu erfahren, um Ihre Stimmung zu verändern. Amy Cuddy ist bekannt für ihre Entdeckung, dass die Wonder-Woman-Haltung – aufrechtes Stehen und Hände auf die Hüften gestützt – die Körperchemie verändert. Ihr Buch *Dein Körper spricht für dich* bzw. *Ohne Worte alles sagen* basiert auf ihrem erfolgreichen TED-Vortrag über »Power-Haltungen« und erforscht in aller Tiefe die Verbindung zwischen Geist und Körper. Weitere Untersuchungen ihres Forschungsteams zeigten noch überzeugendere Beweise für die heilende Wirkung, die wir durch unseren Körper erfahren.

Eine meiner Klientinnen, Sarah, hatte als Freiwillige des Friedenskorps einen gewalttätigen Angriff erlitten. Sie betrat meine Praxis mit niedergeschlagenen Augen, weil sie Angst hatte, Blickkontakt aufzunehmen und bemerkt zu werden. Ihre Hände bedeckten ihren Hals, um ihre Halsschlagadern zu schützen, obwohl der Überfall schon Monate zurücklag. Ich empfahl ihr Amy Cuddys Power-Haltungen. »Sobald ich meinen Körper vollständig und selbstbewusst bewohnte«, berichtete Sarah, »ließen die Schmerzen von den Verletzungen nach, oder zumindest störten sie mich nicht mehr. Sie hielten mich nicht länger von meinen Vorhaben ab. Das lag wahrscheinlich daran, weil mir die Aussage von Amy Cuddys TED-Vortrag gefiel. Ich glaubte und spürte, dass Haltungen wie die Wonder-Woman-Pose mir halfen, meine Angst zu ertragen und Scham und Selbstvorwürfe hinter mir zu lassen. Und genau das passierte.«

Stellen Sie sich einen Sportler vor, der ein Tor geschossen hat und siegesgewiss die Arme in die Luft reißt. Diese Körperhaltung scheint genau wie die Wonder-Woman-Haltung oder aufrechtes Sitzen unsere Körperchemie zu verändern. Testosteron wird freigesetzt, und das Stresshormon Cortisol wird durch diese Posen verringert. Selbstvertrauen und Führungsstärke korrelieren mit einem hohen Testosteron- und niedrigen Cortisolspiegel. Obwohl Testosteron oft als Aggressionshormon missverstanden wird, ist es in Wirklichkeit mit Durchsetzungsvermögen, Status und Führungsstärke bei Männern und Frauen verknüpft. Es korreliert mit der Idee der Stärkung oder »Selbstführung«, die von Richard C. Schwartz, dem Begründer der Systemischen Therapie mit der Inneren Familie (IFS), als Idealzustand beschrieben wird. Nur wenn sich Testosteron mit schädlichem Cortisol paart, scheint es zu Aggression und zur Kampf-Flucht-Reaktion zu kommen. Wenn beide Werte erhöht sind, werden wir zum Gift für uns selbst und andere.

Wie meine Klientin können auch Sie mit Power-Haltungen Ihren Cortisolspiegel regulieren und senken, Ihr Nervensystem beruhigen und Ihr Gehirn und Ihr besseres Selbst wiedererlangen. Diese Befähigung rührt von der richtigen Balance dieser Neurotransmitter her, um durch Selbstvertrauen eine Selbstregulation zu erreichen. Die Art, wie Sie Ihren eigenen Körper bewohnen, ist der Schlüssel dazu.
Eine gesunde Verkörperung, die sich Raum nimmt wie der Sportler mit erhobenen Armen, ist ein Schutzfaktor. Wenn wir jedoch traumatisiert sind, nehmen wir weniger physischen und zwischenmenschlichen Raum ein und nutzen sogar weniger Platz im Gehirn. Unser Blick ist blockiert; wenn wir aus Scham nach unten schauen, sehen wir buchstäblich weniger von der Welt. Die Blockade sieht alles Neue als Bedrohung, nicht als neutrale oder sogar potenzielle Möglichkeit. Diese Angst erzeugt nur mehr Angst, und wir entfernen uns immer weiter von unserem wahren Selbst. Wenn wir unseren Körper selbstbewusst bewohnen, können wir unser Leben bis an den Rand unserer Sicherheitszone voll ausleben und dadurch wachsen. Fragen Sie sich selbst: Wie bewohne ich normalerweise meinen Körper? Wie weit dehne

ich ihn physisch aus? Wie viel Raum nehme ich ein? Fühlt sich das sicher an? Welche Botschaften haben Sie zum Einnehmen von Raum erhalten? Was will meine Körpersprache der Welt sagen und, was noch wichtiger ist, was teilt sie anderen mit? Achten Sie im Laufe des Tages auf Ihre Stimme und Ihre Körperhaltung in verschiedenen Situationen, Interaktionen und Aktivitäten. Ergänzen Sie eine oder zwei Power-Haltungen in einer sicheren Zeit und an einem sicheren Ort und beobachten Sie, ob sie eine innere Veränderung bewirken. Falls es sinnvoll ist, setzen Sie diese Haltungen in Zeiten ein, in denen Sie mit anderen zusammen sind. Selbst die innere Visualisierung einer selbstbewussten Haltung kann unsere Gefühle beeinflussen.

Unsere Eltern und Großeltern hatten recht, als sie uns sagten, wir sollten aufrecht stehen, Schultern zurück, dritter Knopf nach außen. Wenn Sie dauerhaft oder vorübergehend körperlich eingeschränkt sind, nehmen Sie diese stärkenden Haltungen in Ihrer Vorstellung ein. Untersuchungen haben gezeigt, dass das die gleiche Wirkung hat.

Power-Haltungen

Achten Sie im Tagesverlauf auf Ihre Körperhaltung, Ihre Atmung und sogar auf Ihre Stimme. Was sagen sie Ihnen und anderen? Überlegen Sie, wie eine Scham- oder Traumahaltung aussieht und sich anfühlt, und vergleichen Sie sie mit selbstbewussten tänzerischen Gesten, einer Verbeugung, einem raumeinnehmenden Sonnengruß, dem Bankdrücken mit freien Gewichten, dem Überqueren der Ziellinie mit triumphierend ausgestreckten Armen, dem Schlagen eines Homeruns oder Asses beim Tennis.

Eine meine Klientinnen, die als Teenager gnadenlos gemobbt worden war, stellte fest, dass sie ihre Stimmung ändern konnte, wenn sie mit erhobenem Kopf dastand oder ging. Die Leute behandelten sie anders: Neue Menschen kamen auf sie zu, andere mieden sie. Sie übte sogar das »Pendeln« zwischen gehemmten und raumgreifenden Haltungen, um Vertrauen und Kreativität aufzubauen.

Starke Körperhaltungen helfen uns, kalkulierbarere Risiken einzugehen, indem wir uns auf gesunde Art und Weise darstellen. Wenn Sie zum Beispiel eine Power-Haltung einnehmen, selbst wenn Sie kritisiert werden, kann diese Kritik an Ihnen abprallen. Und den Herausforderungen des Lebens mit erhobenem Kopf zu begegnen, hilft tatsächlich.

Unser Tonfall ändert sich mit der Körperhaltung. Wenn unsere Haltung selbstbewusst ist, wird auch unsere Wortwahl energischer, und das ändert die Reaktionen anderer Menschen auf uns. Wenn wir eine »glückliche« Atmung haben und in einer selbstbewussten Haltung sitzen, neigen wir dazu, glücklichere Erinnerungen und ein besseres abstraktes Denken zu haben. Wenn wir zusammengesunken dasitzen, stehen oder gehen, nehmen wir vor allem das Negative wahr, was wiederum eine negative Lebenseinstellung verstärkt.

Wie wir bei der Übung »Kümmern und Anfreunden« gesehen haben, können wir uns selbst kraftvolle Gesten des Mitgefühls anbieten, um unsere Traumareaktionen zu kontrollieren. Die Wissenschaftlerin und Autorin Dacher Keltner erinnert uns daran, dass eine warme, einvernehmliche Berührung durch einen Freund, ein Haustier oder sogar uns selbst eine Botschaft von Sicherheit und Vertrauen sendet, die uns hilft, uns mit anderen zu verbinden, unser Nervensystem zu beruhigen und Verletzlichkeit zuzulassen. Christopher Germer und Kristin Neff, die das Konzept des Achtsamen Selbstmitgefühls (Mindful Self-Compassion = MSC) entwickelten, empfehlen sanfte Wärme und den Druck der Hand auf den Stellen, an denen Sie Spannung oder Emotionen spüren, oder das sanfte Wiegen und Abstützen des eigenen Kopfes in Stressmomenten.

Heilsame Berührungen

Atmen Sie in einem Stressmoment ein paarmal entspannt durch und legen Sie eine oder beide Hände auf Ihr Herz, wie wir es in diesem Buch schon geübt haben. Erleben Sie diese sanfte Berührung von außen und dann von innen, wo sie ankommt und Trost spendet und sich ausbreitet. Wenn dadurch Selbstbewusstsein ausgelöst wird, können Sie sich sanft umarmen, Ihre Hände oder Ihr Gesicht halten oder einfach nur spüren, wie Ihre Hände ineinander oder auf Ihrem Schoß ruhen. Nehmen Sie sich einen Moment Zeit, um diese Empfindungen zu genießen, und vielleicht spüren Sie, wie sich Wärme und Zuneigung von den Händen auf dem übrigen Körper ausbreiten. Dies ist eine ausgezeichnete Einschlafübung.

Sie können noch einen Schritt weitergehen und eine Variante der »Schmetterlingsumarmung« einüben, die Traumata lindern soll. Umarmen Sie sich zuerst über die Schultern, heben Sie die Arme und klopfen Sie abwechselnd mit den Händen liebevoll auf jede Schulter. Oder liebkosen Sie sich selbst, während Sie Ihren Atem regulieren. Diese Art der Berührung erzeugt ein beruhigendes Gefühl und ruft eine bilaterale Stimulation hervor.

Bei einer **bilateralen Stimulation** werden beide Gehirnhälften gleichzeitig stimuliert. Wir tun dies jedes Mal, wenn wir gehen, laufen, schwimmen, Rad fahren oder eine andere Aktivität ausüben, bei der beide Körperhälften gleichzeitig beansprucht werden. Eine bewusste bilaterale Stimulation durch Klopfen auf beide Körperseiten wird in Traumatherapien wie Brainspotting und EMDR (Eye Movement Desensitization Reprocessing = Desensibilisierung und Aufarbeitung durch Augenbewegungen) angewandt.

EINEN MUSKEL BEWEGEN – EINEN GEDANKEN ÄNDERN: VERKÖRPERTE BEWEGUNG

Ich fragte einmal eine Kollegin, eine renommierte Neurowissenschaftlerin, was ihrer Meinung nach das Beste für einen gesunden Geist sei. »Ganz einfach«, antwortete sie. »Bewegung.«

»Aber welche Art von Bewegung?«, fragte ich. »Meditation, Kreuzworträtsel, Achtsamkeit, Sudoku, eine neue Sprache oder etwas anderes?«

»Nein, nein, nein!« Sie unterbrach mich brüsk. »Das Beste, was Sie für die Gesundheit Ihres Gehirns tun können, ist körperliche Bewegung. Bewegen Sie Ihren Körper!«

Je mehr ich nachforschte, desto häufiger fand ich ihre Worte von der Wissenschaft bestätigt. Leichte Bewegung, selbst ein zwanzigminütiger Spaziergang einige Male pro Woche, ist bei leichter bis mittelschwerer Depression genauso gut wie viele Medikamente. Ängste und Konzentrationsschwächen werden durch Sport wie durch Schlaf verbessert. Yogastellungen wurden vermutlich entwickelt, um bei längeren Meditationen und beim Lernen die Konzentration zu fördern – und nicht, um die körperliche Fitness oder Beweglichkeit zu erhöhen.

Wir alle kennen die Geschichte von jemandem, der einen Marathon lief, nachdem er den Krebs besiegt hatte. Einer meiner Kunden wanderte nach seiner Scheidung im Himalaya, und ich behandelte einen Schüler, der nach einem Überfall seinen Körper trainierte, um sich im Notfall verteidigen zu können. So viele Anstrengungen nehmen die meisten von uns nicht auf sich, und das muss auch nicht sein. (Ich gestehe, dass der Himalaya, obgleich wunderschön, ziemlich einsam war, als ich in meinen Zwanzigern dort wanderte!) Der Aufbau körperlicher Stärke kann uns ein neues Vertrauen in unseren Körper geben, von dem wir uns vielleicht betrogen fühlten. Wenn wir an mehr Bewegung und an einer besseren Mobilität arbeiten, haben wir ein Ziel und einen Sinn. Bei vielen Menschen ist die Mobilität eingeschränkt, sodass ich in einem solchen Fall hoffe, dass es neben der Bewegung andere Ansätze gibt, die Ihrem Körper Frieden bringen.

Kontemplative Bewegung, sei es ritueller Tanz, Sport, Kampfsport oder etwas anderes, gibt es in jeder Kultur. Der Traumaforscher Peter A. Levine behauptet, dass das bewusste Schütteln des Körpers, wie in der Natur bei Tieren nach einem Kampf, Stressreaktionen abschüttelt – auch Tanzen und Schaukeln dienen diesem Zweck. Achtsames und mitfühlendes Gehen ist eine der vielen einfachen Möglichkeiten, den Körper auf sichere Weise zu bewegen und zu bewohnen. Indem wir langsamer werden, können wir unsere Erfahrung, sowohl innerlich als auch in unserer Umgebung, ausdrücken. Die sogenannte »Gehmeditation« erinnert uns eindringlich daran, dass Achtsamkeit keine stille, einsame Tätigkeit in geschlossenen Räumen ist, sondern sich in Bewegung ausdrücken kann. Untersuchungen haben gezeigt, dass Menschen Gehen als ihre Lieblingsübung bezeichnen, nachdem sie einen Kurs zu Achtsamkeit oder Selbstmitgefühl besucht haben, und Gehen die Übung sein wird, die sie am ehesten weiter praktizieren werden. Hier einige Ideen, wie achtsames Gehen zu einem wirksamen Instrument für mentales Wohlbefinden werden kann.

Sieben Gehmeditationen

Gehen ist etwas, was viele von uns täglich praktizieren, und wie das Atmen tun wir es, ohne groß nachzudenken. Es trainiert gleichzeitig den Körper und die emotionsregulierenden Teile des Gehirns. Die meisten der folgenden Übungen können überall ausgeführt werden – in einem Park oder auf einem Parkplatz. Wenn Gehen nicht Ihr Ding oder Ihre Mobilität eingeschränkt ist, dann denken Sie daran, dass Sie auch profitieren, wenn Sie jeder Bewegung Ihre achtsame Aufmerksamkeit schenken. Viele Veteraninnen und Veteranen und andere Menschen mit Mobilitätsproblemen passen diese Konzepte so an, dass sie Stühle oder andere Hilfsmittel benutzen können.

1. Grundübung zur Gehmeditation

Nehmen Sie beim Gehen Ihren Gang wahr und lenken Sie so Ihre Aufmerksamkeit auf Ihr Körpergefühl und vielleicht auf Ihre Fußsohlen, die verschiedene Oberflächen berühren.

Um aus Ihrem Autopiloten auszubrechen, fragen Sie sich vielleicht: *Woher weiß ich, dass ich gehe?* Überprüfen Sie dann Ihre Sinne. Achten Sie beim Gehen nicht nur darauf, was Ihre Beine tun, sondern auch auf Arme,

Rumpf, Wirbelsäule und Kopf. Möglicherweise stellen Sie kleine Veränderungen bei Puls, Körpertemperatur oder Atemfrequenz vor, während und nach der Bewegung fest. Sie können sich ebenfalls auf die sanfte Schaukelbewegung Ihrer Gewichtsverlagerung konzentrieren.

Manchmal benutzen wir in der Sitzmeditation unseren Atem als Anker und konzentrieren uns auf den Moment der Stille zwischen Einatmen und Ausatmen. In ähnlicher Weise können wir bei der Gehmeditation diesen Punkt der Stille wahrnehmen, wenn der rechte Schritt in den linken und der linke Schritt in den rechten übergeht.

Es gibt bei dieser Übung kein richtig oder falsch, also schauen Sie bei jedem Schritt, was sich für Sie richtig anfühlt.

2. Gehen mit Worten

Manchmal ist einfaches, achtsames Gehen eine Herausforderung für unseren aufgewühlten Geist. Sie fühlen sich vielleicht gelangweilt oder verunsichert. Wenn das der Fall ist, zählen Sie im Rhythmus Ihrer Schritte. Wenn Ihre Gedanken abschweifen und Sie beim Zählen durcheinanderkommen, registrieren Sie einfach, wohin Ihre Gedanken gewandert sind, und fangen Sie dann wieder bei eins an zu zählen. Sie sollten mit sich und Ihrem abschweifenden Geist nicht zu hart ins Gericht gehen. Bei der Übung geht es auch darum, wieder zurückzufinden.

Es kann helfen, beim Gehen zu sprechen. Sie können zum Beispiel Danke sagen und beim Gehen Dankbarkeit oder Mitgefühl an Ihre Füße und Ihren Körper senden – eine weitere Übung für Achtsamkeit und Selbstmitgefühl. Dies kann helfen, wenn Sie einen körperlichen Verrat erlebt haben. Sie können auch leise oder im Stillen Erinnerungssätze wiederholen. Vielleicht macht es Ihnen Freude, die folgenden von Thich Nhat Hanh vorgeschlagenen Sätze bei jedem Schritt zu wiederholen:

Ich bin angekommen,
ich bin zu Hause,
im Hier,
im Jetzt.

Einmal hörte ich, wie ein Freund bei jedem Schritt andere wunderbare Sätze sagte:

Nirgendwohin zu gehen.
Nichts zu tun.
Niemand zu sein.

Einer meiner Workshop-Teilnehmer empfahl, bei jedem Schritt etwas zu hinterlassen, wie ein Vermächtnis:

Mit jedem Schritt bewege ich mich auf das zu, was ich werden will, und weg von dem, was und wo ich war.

Experimentieren Sie beim Gehen mit einem oder mit allen dieser Worte oder denken Sie sich eigene Sätze aus, die Ihnen beim nächsten Spaziergang in den Sinn kommen. Wenn Sie draußen in der Natur sein können, ist das wunderbar, denn darum geht es im Folgenden.

3. Waldspaziergang mit allen Sinnen

Viele von uns haben die heilende Kraft der Natur erlebt – in den Bergen oder an Stränden –, die unsere turbulentesten Gefühle beruhigt. Staunen und Ehrfurcht steigern nachweislich unsere Stimmung und unsere emotionale Resilienz, und wir sind derart verdrahtet, dass wir sie inmitten der Natur fühlen, wenn wir ihre sich wiederholenden, fraktalen Formen spüren: Baumzweige, Blattadern, Muscheln, Blumen, Wolkenformationen und Strände. Kurz gesagt, in der Natur verbrachte Zeit hat – genau wie Bewegung – einen echten Nutzen. Warum also nicht beides kombinieren und den Effekt verdoppeln?

Die japanische Gehmeditation des Waldbadens stärkt unsere fünf Sinne und versetzt uns in den gegenwärtigen Augenblick. Unser Verstand mag sich auf Horrorgeschichten über die Zukunft oder die Vergangenheit stürzen, aber unsere Sinne erden uns. Wenn wir in das Hier und Jetzt treten, können wir die kostbaren Momente in der Natur genießen und alles, was um uns herum ist. Wenn Sie das nächste Mal von Bäumen umgeben sind, probieren Sie es selbst aus:

- Zuerst gehen Sie, während Sie die Augen stillhalten und beobachten, wie sich Ihr Blinkwinkel ändert und Formen und Objekte auftauchen und verschwinden. Nehmen Sie Farben und Farbnuancen wahr. Achten Sie auf Formen, die sich in den fraktalen Mustern der Natur wiederholen, und auf Formen der Zwischenräume.

- Als Nächstes lassen Sie Ihren Blick schweifen und richten Ihre volle Aufmerksamkeit auf Ihre Fußsohlen. Nehmen Sie wahr, wie sich der Untergrund, auf dem Sie gehen, verändert und wie sich Ihre Schritte daran anpassen. Achten Sie auf folgende Empfindungen: Ihre Haut an Ihrer Kleidung, die Lufttemperatur und -beschaffenheit, die Sonne auf Ihrer Haut.
- Lenken Sie Ihre Aufmerksamkeit auf Geräusche: Ihre eigenen Schritte, die wechselnden Geräusche beim Gehen, das Flüstern der Bäume, das Plätschern des Flusses, das Rauschen des Meeres und alles, was Ihnen noch auffällt.
- Konzentrieren Sie sich auf Düfte und Gerüche in der Luft und auf die Art, wie sie sich je nach Ihrem Standort verändern. Achten Sie auf Ihre emotionalen Reaktionen auf die Gerüche, während Sie den Sauerstoff der Bäume einatmen und Kohlenstoffdioxid ausatmen, das die Bäume durch die Wechselwirkung mit uns am Leben erhält.
- Konzentrieren Sie sich schließlich für den Rest Ihres Spaziergangs auf die angenehmen Aspekte dessen, was Ihnen auf Ihrem Weg begegnet – denn auch das verbessert nachweislich unsere Stimmung und Einstellung.

Shinrin-yoku, die als »Waldbaden« bekannte Übung, wurde von japanischen Ärzten in den 1980er-Jahren entwickelt. Die japanische Regierung hat Millionen in die Forschung investiert und Hunderte von Waldtherapiezentren eingerichtet, die sich nun über die Welt ausbreiten. Im Wald verbrachte Zeit scheint die Herzfrequenz zu senken, die Wahrnehmung zu schärfen und die Immunabwehr zu stärken. Schon eine Wohnlage in Waldnähe scheint mit niedrigeren Krebsraten und einer insgesamt besseren Gesundheit zu korrelieren. Phytonzide, von Pflanzen freigesetzte Chemikalien, scheinen Stresshormone, Angst, Aggression und Depression zu senken, sie regulieren Schmerzen und Immunfunktionen und stärken die »natürlichen Killerzellen« des Immunsystems bis zu einer Woche nach einem Waldspaziergang.

Ein Aufenthalt in der Natur kann die Alphawellen steigern, Serotonin aktivieren und Angst und Aggression regulieren. Das Vitamin D, das wir von der Sonne aufnehmen, fördert unsere Gesundheit und reguliert unsere Stimmung; Sonnenschein verbessert den Melatoninspiegel, der unseren Schlaf reguliert.

Eine Studie zeigte, dass Patienten in Krankenhauszimmern mit Blick auf Bäume schneller gesundeten, weniger Schmerzmittel brauchten und mit weniger Komplikationen nach der Operation zu kämpfen hatten. Sogar ein Foto der Natur korrelierte mit einem niedrigeren Cortisolwert, einer besseren Immunfunktion und einer geringen Nachfrage nach Schmerzmitteln. Es gibt Hinweise darauf, dass Büropflanzen Konzentration, Produktivität und Wohlbefinden um 47 Prozent steigern und gleichzeitig unsere Stimmung verbessern. Pflanzen in der eigenen Wohnung scheinen das Leben älterer Menschen zu verlängern, während der Anblick frischer Blumen unsere Stimmung und Konzentration verbessert.

---

4. Verkörpertes bewusstes Gehen

Es macht Spaß, sich eigene Übungen für eine Gehmeditation auszudenken. Bei einer Übung, die ich kürzlich probierte, lenke ich mein Bewusstsein beim Gehen auf bestimmte Körperteile, spüre diese und bringe ihnen Dankbarkeit entgegen, fast wie ein Körperscan in Bewegung.

- Richten Sie beim Gehen Ihr Bewusstsein auf die Füße und Ihre Aufmerksamkeit auf die Fußsohlen.
- Nach etwa zwanzig Schritten verlagern Sie Ihr Bewusstsein auf Ihre Knöchel und Waden und danken ihnen.
- Nach einigen Minuten, in denen Sie Ihre Aufmerksamkeit dort belassen, richten Sie dankbare Aufmerksamkeit nun auf das Beugen der Knie.
- Als Nächstes konzentrieren Sie sich auf die Empfindungen und Bewegung Ihrer Hüften.

- Anschließend verlagern Sie die Aufmerksamkeit auf Hände und Arme – wie diese natürlich zur Seite fallen oder beim Gehen schwingen. Genießen und schätzen Sie ihre Kraft.
- Dann richten Sie Ihre Aufmerksamkeit auf die Empfindungen in Ihrem Oberkörper, einschließlich Herz und Lunge, und achten auf Veränderungen.
- Nach einigen Augenblicken wenden Sie sich Ihrem Nacken und Ihren Schultern zu.
- Achten Sie schließlich auf Ihren Kopf, wie er sich mit jedem Schritt leicht auf und ab bewegt.
- Scannen Sie Ihren Körper weiter beim Gehen und achten Sie darauf, wie Empfindungen sich beim Gehen ändern.

5. Dankbares Gehen

Zahlreiche Studien haben gezeigt, dass die Wertschätzung unserer Umgebung beim Gehen eine nachhaltige Wirkung auf unsere Stimmung hat, auch nachdem wir längst aufgehört haben, uns zu bewegen, ähnlich anderen Dankbarkeitsübungen. Dieses Forschungsergebnis ist Inspiration für eine weitere Gehmeditation: Wir wollen beim Gehen die Schönheit der Welt um uns herum wahrnehmen.

Machen Sie es sich zur Gewohnheit, auf einem Spaziergang mindestens eine positive Sache zu bemerken: etwas Schönes, etwas Lustiges oder eine freundliche Geste. Was fesselt Ihre Aufmerksamkeit? Ein besonders schöner Lichteinfall, ein Haus oder ein Auto in Ihrer

Lieblingsfarbe, der Duft eines blühenden Baumes? Vielleicht notieren Sie diese Eindrücke in einem Tagebuch, machen ein Foto oder erzählen jemandem von Ihrem Spaziergang.
Wenn Sie jeden Tag dieselbe Strecke gehen, sollten Sie sich auf Veränderungen konzentrieren. Beobachten Sie Tag für Tag, wie sich die Jahreszeiten allmählich verändern. Wie wandeln sich Sehenswürdigkeiten, Empfindungen, Gerüche und Geräusche? Welches Neue entdecken Sie jeden Tag? Wie erleben Sie den Weg zu verschiedenen Tageszeiten oder an Wochenenden im Vergleich zu Wochentagen?

6. Gehen »als ob«

Die Art unseres Gehens und Bewegens beeinflusst, wie stark wir uns fühlen, und diese Stärke beeinflusst, wie wir von der Welt wahrgenommen werden. Amy Cuddys Forschung über Körperhaltungen zeigt, dass, wenn wir uns »klein machen«, um nicht als Ziel wahrgenommen zu werden, wir uns schlechter fühlen, als wenn wir uns beim Gehen »größer machen« und uns und der Welt unser Selbstvertrauen signalisieren. Doch was bedeutet es, sich beim Gehen größer zu machen? Längere Schritte, schwingende Arme, größere Hand- und Armbewegungen. Wir nehmen unseren rechtmäßigen Platz in der Welt ein, wir erobern ihn uns zurück, wo das Trauma ihn uns genommen hat, und manchmal nehmen wir sogar ein bisschen mehr Platz ein, als wir vorher besaßen.

Sie können Ihre Gefühle erforschen, indem Sie darauf achten, wie sie Ihren Gang und Ihre Beobachtungen beim Gehen beeinflussen, und umgekehrt. Wie verändert sich Ihre Bewegung, das, was Sie sehen, oder Ihre Reaktion, wenn Sie glücklich oder traurig, ruhig oder ängstlich, frustriert oder entspannt sind? Wie beeinflussen Gangart und Beobachtungen Ihre Gefühle?

Sie können Ihre Gangart sogar absichtlich anpassen. Versuchen Sie, so zu gehen, als seien Sie ängstlich oder besorgt. Anschließend gehen Sie so, als wären Sie voller Scham, fühlten sich abgelenkt oder wären verärgert. Danach versuchen Sie, selbstbewusst oder fröhlich zu gehen – was auch immer das für Sie bedeutet. Vielleicht tun Sie so, als wären Sie ein Beamter aus Monty Pythons Ministerium für affigen Gang, wie der Kinderarzt Jan Chozen Bays empfiehlt, der mit missbrauchten Kindern arbeitet. Dann wechseln Sie zurück in Ihren normalen Rhythmus und Gang, wenn Sie ihn noch finden können. Wie fühlen Sie sich?

Wie Sie Ihren Körper in Bewegungslosigkeit und in Bewegung halten, beeinflusst Ihre Wahrnehmung, Selbstwahrnehmung und vieles mehr. Wenn Sie bewusst zu einer neuen Art des Denkens finden, können Sie auch zu einer neuen Art des Fühlens gelangen.

7. Gehen zur Selbstfindung

Wenn ein Trauma uns hemmt und wir vor unserer Umgebung zurückschrecken, können wir versuchen, uns in sie hineinzuversetzen, indem wir neugierig auf die Welt und unsere emotionalen Reaktionen auf sie werden. Versuchen Sie dies auf Ihrem Spaziergang. Was bemerken Sie an sich selbst, wenn Ihnen jemand zu nahe kommt? Wenn Sie einen bestimmten Orientierungspunkt passieren? Es könnte ein zartes Selbstbewusstsein geweckt werden, wenn Sie an anderen vorbeigehen, oder eine leichte Freude, wenn Sie in den Sonnenschein treten, gefolgt von ganz leichtem Entsetzen, wenn ein kleiner Hügel auftaucht. Menschen, Orte, Geräusche und sogar Tageszeiten können die subtilsten Reaktionen hervorrufen. Denken Sie über all diese Dinge nach und überlegen Sie, wohin Ihr normales Gehtempo Sie auf dem Spektrum der Stimmungen und Emotionen führt.

Die Einbindung von Achtsamkeit in die Bewegung hat den zusätzlichen Vorteil, dass geistige und körperliche Bewegung miteinander verbunden werden. Wir trainieren nicht nur unseren Verstand in Achtsamkeit, sondern wir tun beim Gehen unserer körperlichen und geistigen Gesundheit etwas Gutes. Zudem können wir durch diesen spielerischen Ansatz Hemmungen abbauen und die kognitive Flexibilität verbessern. Ein Trauma kann uns die Freude rauben, aber das Spielerische bringt sie zurück, fördert die Kreativität und unsere Verbindung zu Freundinnen und Freunden, Familie und sogar Fremden.

NAHRUNG FÜR UNSERE RESILIENZ

Erinnern Sie sich an die Stressreaktion: Wenn ein Löwe sie jagt, nach welchen Nahrungsmitteln könnten Sie sich sehnen? Wahrscheinlich nach einem ausgewogenen Verhältnis von Salzen, Fetten, Süßigkeiten und anderen Lebensmitteln, die Ihnen einen Kalorienschub geben und die nötige Energie für einen Kampf mit dem Löwen oder die Flucht liefern. Ich glaube nicht, dass sich einer meiner in Höhlen lebenden Vorfahren, die dem Löwen entkamen und ihre Gene an mich weitergaben, in diesem Moment – wenn überhaupt – nach Grünkohl sehnte.

Unsere edlen Vorfahren nahmen sich auch nicht vierzig Minuten Zeit, um achtsam eine Rosine zu essen, bevor sie in der Serengeti nach Nahrung suchten. Ich kann mich immer noch an die Rosine aus dem ersten Kurs zur achtsamkeitsbasierten Stressreduzierung erinnern, an dem ich vor mehr als einem halben Leben teilnahm. Ich war damals erst zwanzig und verbrachte fünfundzwanzig Minuten damit, mit der ganzen Aufmerksamkeit und dem ganzen Wunder meines Daseins achtsam eine Rosine zu kauen. Von da an war ich süchtig danach, Achtsamkeit zu erforschen. Ich verließ den Kurs mit dem Eifer eines Neubekehrten und versprach mir, jede Mahlzeit so zu essen, wie ich diese Rosine aß. Schon einige Stunden später machte ich mich über eine Pizza her und schaute Wiederholungen der *Simpsons* auf dem Fernseher meiner Eltern im Keller. Danach beschränkte ich mein achtsames Essen auf eine Sushi-Mahlzeit im Monat, die ich in Ruhe und ohne jegliche Ablenkung verspeiste.

Im Laufe der Jahre rückte die Bedeutung einer formellen, achtsamen Mahlzeit immer mehr in den Hintergrund. Als ich Kinder bekam, wurde sie fast unmöglich. Als ich mich intensiver mit »informeller« Achtsamkeit beschäftigte, begann ich zu verstehen. Mit etwas Selbstmitgefühl können wir »mehr Achtsamkeit« beim Essen zeigen, im Gegensatz zur perfekten Förmlichkeit auf der einen Seite oder dem völlig gedankenlosen Essen auf der anderen Seite. Das heißt, dass Selbstmitgefühl beim Essen uns hilft, genau die Lebensmittel auszuwählen, die wir für ein gesundes Gehirn brauchen. Dies wiederum macht uns resilienter gegenüber Stress. Und apropos Selbstmitgefühl: Wenn Sie das nächste Mal Lust auf einen Keks haben, denken Sie daran, dass Ihr Körper damit vielleicht nur dem Löwen entkommen will.

Viele von uns haben eine komplizierte Beziehung zu Lebensmitteln und zum Essen, nachdem wir von der Gesellschaft oder unseren Familien sehr unterschiedliche kulturelle Botschaften zum Essen und zu unserem Körper mit auf den Weg bekamen. Wenn dann noch Stress und Trauma hinzukommen – selbst wenn der Stress längst vorbei ist –, können unser Appetit und unser Stoffwechsel erheblich gestört und dysreguliert bleiben. Bei anderen lösen bestimmte Lebensmittel unerwünschte Emotionen aus. Bei Menschen, die mit medizinischen Problemen kämpfen, kann das den Appetit erheblich beeinflussen. Von Ärzten verordnete strenge Diäten können dazu führen, dass wir uns in unserem Körper und in unseren Entscheidungen noch machtloser fühlen.

Die folgende Tabelle zu achtsamem Essen bietet sechs einfache Richtlinien für einen achtsameren Umgang mit dem eigenen Körper und Geist. Sie zeigt Wege, um ein Gleichgewicht zwischen gedankenlosem Essen und selbstmitfühlendem, achtsamem Essen zu finden. Denken Sie daran, dass Sie nicht perfekt essen müssen – betrachten Sie diese Vorschläge als Inspiration für Ihren Umgang mit Nahrung. Eine gesunde Ernährung gibt Ihrem Körper und Ihrem Gehirn die nötige Energie und Kraft, um Ihr Nervensystem und Ihre Emotionen wirksam zu regulieren.

Entschleunigung ist eine der besten Möglichkeiten, damit Körper und Geist uns mitteilen, was wir wirklich brauchen – dieses System kann durch ein Trauma gestört sein. Der Körper sendet sein Sättigungssignal etwa zwanzig Minuten später als das Gehirn, weshalb wir oft unbewusst zu viel essen. Wenn Sie also ein bisschen langsamer essen, geben Sie Ihrem Körper die Chance, mit Ihrem Gehirn gleichzuziehen, und essen nur das, was Sie brauchen.

Einfache Möglichkeiten zur Entschleunigung sind zum Beispiel eine Rückbesinnung auf die Umgangsformen Ihrer Großmutter, wie etwa, sich zum Essen zu setzen, jeden Bissen fünfundzwanzigmal zu kauen und die Gabel zwischen den Bissen abzulegen. Diese »altmodischen« Umgangsformen sind vielleicht gar nicht so sinnlos, wie sie scheinen. Kleinere Portionen und Pausen zwischen den Bissen verlangsamen das Essen, sodass Sie achtsamer werden. Fragen Sie sich selbst: Essen Sie, bis Sie mehr als satt sind, und ignorieren Sie die Signale Ihres Körpers, oder essen Sie langsamer und hören auf, wenn Ihr Körper sagt, er sei satt?

GEDANKENLOSES ODER ACHTSAMES ESSEN

Gedankenloses Essen	Achtsam(er)es Essen
Zu viel essen und Sättigungssignale des Körpers ignorieren	Auf den Körper hören, und bei Sättigung aufhören zu essen
Essen, wenn Gefühle uns sagen, dass wir essen sollen (z. B. traurig, ängstlich, einsam)	Essen, wenn unser Körper uns sagt, dass wir essen sollen (z. B. knurrender Magen, wenig Energie)
Essen zu unregelmäßigen Zeiten und an unterschiedlichen Orten oder Auslassen von Mahlzeiten	Bewusst zu festen Zeiten an festen Orten essen
Essen von Lebensmitteln, die nur emotional beruhigen	Essen einer Vielfalt an Lebensmitteln, auch solcher, die ernährungsphysiologisch gesund sind
Essen und Multitasking	Wenn Sie essen, tun Sie nichts anderes als essen
Mahlzeit nur als Endprodukt sehen	Überlegen, woher das Essen kommt

Welche anderen Möglichkeiten gibt es noch, um beim Essen langsamer zu werden und stärker auf die Signale Ihres Körpers zu hören?
Wenn unser Körper uns betrogen hat oder betrogen wurde, hören wir oft zuerst auf unseren Verstand – aber wie bei vielen Körper-Geist-Methoden ist es vielleicht klüger, zuerst auf unseren Körper zu achten. Statt nur zu essen, wenn wir emo-

tionale Signale empfangen – die bei jedem von uns anders ausfallen –, können wir auf unseren Körper hören. Knurrt Ihr Magen, haben Sie wenig Energie, oder fühlen Sie sich ein wenig schwindlig? Allzu oft lassen wir uns bei unseren Entscheidungen von Gefühlen leiten, und obwohl Gefühle nützlich sein können, sollten wir auch auf unseren Körper hören. Ein wirklich achtsames Essen zur Stärkung der Resilienz bedeutet, auf die Hungersignale unseres Körpers zu achten. Um ganz sicher zu sein, sollten Sie etwas nachforschen:

Reagiere ich auf ein emotionales oder auf ein körperliches Bedürfnis?

Was sind die Hungersignale meines Körpers, und was sind meine Trigger für emotionalen Hunger?

Zu gedankenlosem Essen gehört das Durchstöbern der Schränke und Essen zu unregelmäßigen Zeiten und an zufälligen Orten, statt sich bewusst Zeit zu nehmen. Dieses Verhalten kann ein Überbleibsel aus dem Chaos einer schwierigen Zeit in Ihrem Leben sein oder aus Zeiten stammen, in denen Sie Essen zur Selbstberuhigung einsetzten. Das bedeutet nicht, dass Sie jetzt perfekt sein müssen, aber eine *gewisse* Intention in Bezug auf Mahlzeiten und Snacks kann helfen.

Wenn wir zu festen Zeiten und an festen Orten essen, kommen wir zur Ruhe, und das hilft uns, gesunde Reize aus der Umgebung zur Art und Menge unseres Essens zu entwickeln. Soll es wirklich zur Gewohnheit werden, jedes Mal zu essen, wenn man ins Auto steigt oder den Fernseher einschaltet? Wir alle naschen, aber unsere körperliche und geistige Gesundheit wird durch Routinen gefördert. Außerdem weiß unser Körper, wann er schlafen muss, und das liegt zum Teil an unseren Essenszeiten. (Das ist ein Profitipp von einem früheren Vielflieger.) Das heißt, wir sollten versuchen, eine feste Zeit festzulegen, zu der wir uns zu Tisch setzen und mit Besteck von einem Teller oder einer Schale essen, statt aus einer Take-Away-Schale. So werden wir daran erinnert, dass Essen ein besonderer – sogar heiliger – Akt der Selbstfürsorge ist.

Es kann helfen, gemeinsam mit anderen zu essen. Dabei teilen wir die Speisen und bauen gesunde Beziehungen auf, wir kommen zur Ruhe und können Essen und Gespräche besser genießen. Zudem orientieren wir uns an unseren Tischnachbarn, was dazu beiträgt, dass wir nicht zu viel oder zu wenig essen. Und wenn Sie ein Essen planen, egal wie vage, ist es wahrscheinlicher, dass Sie dann auch die Menge essen, die Ihr Körper in diesem Moment braucht, und nicht später zu wenig oder zu viel essen.

Wenn wir unsere Lebensmittel außer Sichtweite im Schrank und im Kühlschrank aufbewahren, essen wir meistens nicht zu viel. Wenn Sie wie ich bei Stress vergessen zu essen, könnten Sie das Gegenteil tun. Wenn Sie Ihr Essen am Tisch einnehmen, ist es unwahrscheinlicher, dass Sie dabei mehrere Dinge gleichzeitig tun. Und natürlich sollten Sie mit einer Liste einkaufen gehen und nicht, wenn Sie hungrig oder aufgewühlt sind. Denken Sie daran, dass wir bei Stress das Essen kaum registrieren. Es ist leichter, bei Erschöpfung Essen zu bestellen oder eine Tüte Chips zu öffnen, als ein gesundes Mittagessen zuzubereiten. Natürlich können wir ab und zu Fertiggerichte essen, solange wir dem Essen mehr Achtsamkeit und Intention entgegenbringen. Denken Sie einmal über diese Fragen nach:

Essen Sie wahllos, oder folgen Sie zumindest einer gewissen Routine?

Haben Sie ein Gefühl dafür, wann Sie essen?

Obwohl ich keine bestimmte Ernährungsweise empfehle, habe ich die »Ernährungsregeln« des Journalisten Michael Pollan immer als nützlichen Leitfaden empfunden: Essen Sie nichts, was Ihre Großeltern nicht als Essen erkannt hätten, meiden Sie stark verarbeitete Lebensmittel mit zu vielen Zutaten oder solche, deren Namen Sie nicht aussprechen können, wählen Sie aus dem gesamten Angebot im Lebensmittelladen, essen Sie, bis Sie fast – aber nicht ganz – satt sind, und schätzen Sie Mahlzeiten möglichst als kostbare und gesellige Ereignisse.

Ein Grund, warum die Übung des achtsamen Rosinenessens funktioniert, ist, dass wir, wenn wir in Ruhe gesund essen, Lebensmittel oft mehr genießen, als dann, wenn wir uns selbst einreden, dass sie gesund sind. Wenn wir uns angewöhnen, eine größere Vielfalt an nahrhaften Lebensmitteln zu uns zu nehmen, neigen wir weniger dazu, reine Nervennahrung in uns hineinzustopfen, und werden eher gesunde Lebensmittel genießen, die uns letztendlich emotional und körperlich befriedigen. Dies kann ich aus meiner eigenen Erfahrung wie auch der meiner Klienten bestätigen.

Der klassische Ratschlag lautet, bei Hunger nicht einzukaufen und die Keksregale zu meiden, aber Vorsicht vor dem psychologischen Effekt, der als »moralische Lizenz« bekannt ist. Die Forschung zeigt, dass, wenn Sie sich selbst davon überzeugen, »gut« zu sein, weil Sie Grünkohl kaufen, Sie eher in Richtung Alkohol- oder Eiscremeabteilung des Supermarktes laufen, als wenn Sie das nicht tun. Wir scheinen zu glauben, dass unser Karma die Balance findet und wir mehr Junkfood kaufen können. Es geht nicht darum, perfekt zu sein; es geht darum, eine Balance zu finden.

Wenn Sie Lebensmittel zubereiten oder essen, achten Sie auf Folgendes:

Essen Sie Lebensmittel, die Sie emotional beruhigen, oder solche, die auch ernährungsphysiologisch gesund sind?

Finden Sie eine Balance zwischen gesunden Lebensmitteln und Nervennahrung?

Essen verbindet uns mit anderen. Wenn wir innehalten und an die Menschen denken, die an der Zubereitung der Mahlzeit auf unserem Teller beteiligt waren – von den geliebten Menschen, die es zubereiteten (Sie eingeschlossen), über jene, die die Regale einräumten, bis hin zu den Hafenarbeitern und Lkw-Fahrern in der Lieferkette und jenen, die die Rohstoffe anbauten und ernteten, und diejenigen, die diese Menschen unterstützten –, ist es fast unmöglich, sich nicht dankbar und verbunden zu fühlen. Zusätzlich zu dem Netzwerk aller Beteiligten können wir über die kulturellen Traditionen nachdenken, der wir unsere Küche verdanken, die Rezepte, die Freundinnen und Freunde uns großzügig überließen oder die aus fernen Orten und ferner Zeit stammen und in der Familie weitergegeben werden, oft zusammen mit Geschichten von Resistenz und Resilienz. Diese Reflexion war persönlich heilsam. Als ich eines Tages achtsam aß, erkannte ich, dass mich meine Gewohnheiten mit der Gewalt des Drogenhandels verband. Diese Einsicht spielte eine entscheidende Rolle bei der Befreiung von meiner Sucht und ihrer Überwindung.

Thich Nhat Hanh erinnert uns daran, »unsere Wolke zu trinken«, so wie wir unseren Tee trinken, immer achtsam gegenüber dem Wasser, der Erde und anderer Elemente, die zur Entstehung beitrugen. Auch Sie können sich diese Elemente bewusst machen, wenn Sie sich zum Essen an den Tisch setzen. Sie können den Tieren und Ökosystemen danken, die für Ihre Mahlzeiten geopfert wurden.

Wenn Sie an alles, das zum Essen beitrug, und an alle, die dabei mitwirkten, denken, ist es einfach, Dankbarkeit gegenüber den Menschen und Elementen zu empfinden und auszudrücken, die ihre Zeit und Mühe – und manchmal auch ihr Leben – gaben, um uns zu ernähren. Mit einem achtsameren Bewusstsein können wir uns für nachhaltige und gesunde Lebensmittel entscheiden, nicht nur für uns, sondern für den gesamten Planeten, was uns alle am Ende resilienter macht.

Denken Sie nach:

Woher kommt Ihr Essen?

Auf welche Weise verbindet Ihr Essen Sie mit Ihrer Familie, mit Ihrer Gemeinschaft, mit Ihrer Kultur, mit der Welt?

Vor ein paar Jahren sah ich ein Meme, in dem es hieß: »Da ist ein Typ in diesem Café, der an einem Tisch sitzt, nicht am Telefon, nicht an einem Laptop, er trinkt nur seinen Kaffee. Wie ein Psychopath.« Es ist sehr selten, dass wir so etwas sehen, aber wenn Sie es versuchen, garantiere ich Ihnen, dass der Rest Ihres Tages anders verlaufen wird.

Multitasking und Essen sind, nun ja, das Rezept, um Bedürfnisse und Wünsche des Körpers zu ignorieren. Wir alle sind schon einmal mit einer großen Tüte Popcorn ins Kino gegangen, und noch vor dem Ende des Vorspanns haben wir uns gefragt, wer das ganze Popcorn gegessen hat. Wenn wir abgelenkt sind, fällt es uns schwerer, auf die Signale unseres Körpers in Bezug auf Essen und andere Bedürfnisse zu hören. Versuchen Sie bei Ihrer nächsten Mahlzeit das »Single-Tasking« und essen Sie ohne Bildschirm oder andere Ablenkungen. Genießen Sie einfach die Gesellschaft und die Gespräche am Tisch.
Sie werden wissen, dass Sie achtsamer essen, wenn Sie sich vor, während und nach dem Essen körperlich und emotional besser fühlen. Oder vielleicht können Sie meine Patientin, eine Komikerin, verstehen, die einmal scherzte: »Gesund zu essen ist toll, denn man fühlt sich selbstzufrieden und anderen, die sich nicht gesund ernähren, haushoch überlegen.« Ich bin mir nicht sicher, ob das der beste Grund ist, aber hey, wichtig ist, was Sie zu mehr Selbstfürsorge bewegt.

Überlegen Sie:
Welche Aktivitäten kombinieren Sie mit dem Essen?
Was passiert, wenn Sie »nur essen«?

SCHLAF IST MEDIZIN

Ihnen ist vermutlich klar, dass Schlafen uns guttut und dass es uns während oder nach einem Trauma nicht immer leichtfällt. Stress und Trauma gaukeln dem Körper vor, dass Schlaf eine Gefahr darstellt und wir im Schlafen angreifbar werden. Also bleiben wir in höchster Alarmbereitschaft, was das Einschlafen und Durchschlafen noch schwerer macht. Für manche wird Schlaf durch die Angst vor Albträumen noch beängstigender, und auch unser Nervensystem wehrt sich.

Einige Dinge können helfen. Regelmäßig zu essen und Sport zu treiben – beides bringt unseren Körper dazu, nach einem festen Zeitplan zu schlafen, und umgekehrt, sodass Routinen wichtig werden. Ihr Leben muss keine starre Struktur annehmen, vor allem nicht, wenn Sie sich in einer Krise befinden, aber vertraute Routinen und Rhythmen lindern die Angst vor dem, was kommt, setzen mehr Gehirnkapazitäten für die emotionale Arbeit frei und steigern die Vorfreude. Sogenannte »Schlafhygiene«-Übungen wie Aufstehen und Zubettgehen zu denselben Zeiten helfen ebenfalls. Weitere schlaffördernde Faktoren sind ein kühler, dunkler Raum, beruhigende Klänge oder ein Gerät für weißes Rauschen sowie das Ausschalten der Bildschirme gut eine Stunde vor dem Schlafengehen.

Die Forschung bestätigt, was wir längst wissen: Wenn wir nicht schlafen, fühlen wir uns schlechter. Schlaf wirkt sich auf unser physisches Immunsystem und unsere psychische Gesundheit aus. Schlafmangel lässt uns pessimistischer denken. Studien bestätigen, dass Menschen, die weniger Schlaf bekommen, sich eher an negative Reize als an positive oder neutrale erinnern. Schlaf scheint auch eine entscheidende Rolle bei der Verarbeitung von Traumata und der Vorbeugung von PTBS zu spielen. Fahrerinnen und Fahrer von Militär-Lkw im Golfkrieg, die schlafen mussten, hatten weniger Symptome als andere Kampfgruppen. Unterm Strich bedeutet das, dass wir etwa 8,5 Stunden Schlaf brauchen, um zu funktionieren und zu genesen. Menschen mit anstrengenden Berufen wie auch Sportlerinnen und Sportler brauchen oftmals noch mehr. Roger Federer, LeBron James, Usain Bolt und Venus Williams bestätigen, dass sie zehn bis zwölf Stunden pro Nacht schlafen. Viele NBA-Spieler halten täglich ein Nickerchen.
Schlafmangel stört unseren Stoffwechsel. Wenn wir nicht genügend Schlaf bekommen, sehnen wir uns nach mehr Kohlenhydraten und Zucker – als kurzfristige Energiezufuhr –, und unsere Sättigungssignale sind gestört. Das macht uns hungrig – vor allem Frauen und vor allem am Abend, so die Studien.
Auch der Spiegel des Stresshormons Cortisol steigt bei Übermüdung. Menschen, die nachts arbeiten, scheinen anfälliger für verschiedene Krebsarten, Depression,

Herzkrankheiten, Diabetes und Fettleibigkeit zu sein. Schlafmangel kann die für Kontrolle und Selbstregulation des Verhaltens zuständigen Exekutivfunktionen und die Konzentration beeinträchtigen. Unser Körper lernt, im Rhythmus mit der Sonne zu schlafen, weshalb es wichtig ist, täglich nach draußen zu gehen oder zumindest Zeit in Fensternähe zu verbringen, was die Stimmung hebt. Die Auswirkungen von Schlafmangel auf das Gehirn sind für jeden offensichtlich, der nicht geschlafen hat, aber die Forschung zeigt, dass eine Nacht mit schlechtem Schlaf vergleichbar ist mit dem Verlust einiger IQ-Punkte am nächsten Tag und die Konzentration und den Umgang mit Gefühlen erschwert.

Mein Klient Jacob, ein Eiskletterer, brach sich bei einem schweren Sturz Dutzende von Knochen – nicht auf einem gefrorenen Berggipfel in den Anden, sondern auf dem vereisten Parkplatz eines Hotels in New Hampshire. Nach dem Unfall konnte er nicht mehr schlafen. (Ich sollte noch erwähnen, dass Jacob extrem auf Sicherheit achtet, wenn er klettert oder andere unterrichtet.) Eine traumatische Kindheit hatte bereits starke Selbstvorwürfe in ihm ausgelöst, und nachdem er als junger Mann mit Alkoholismus zu kämpfen hatte, wurde seine Liebe zum Klettern zu einer gesunden Art, sich selbst zu regulieren und Kompetenz und Selbstbefähigung zu spüren – und gleichzeitig das Verlangen seines Nervensystems nach gesundem Risiko zu stillen.

Die psychologischen Schäden und Schmerzen waren erheblich, und da der Sturz nichts mit dem Klettern zu tun hatte, war die Scham allgegenwärtig. Jacob durchlebte den Moment immer wieder, während sein Gehirn verzweifelt nach einem anderen Ende der Geschichte suchte, das ihm nicht seine Demütigung vor Augen führte. Das ist es, was unser Gehirn tut: Es versucht, ein neues, glückliches Ende ohne Trauma zu finden. Auch als sein körperlicher Schmerz längst geheilt war, konnte er noch nicht schlafen.

Jacob meditierte schon lange, aber das Scannen und Kontrollieren seines Körpers lösten zunächst *mehr* Scham und Ängste aus, sodass er seine Strategie änderte. Seine Körperscans begannen mit Dankbarkeit für die Stellen, an denen er keine Schmerzen hatte, und richteten sich erst dann auf die schmerzenden Körperteile. Dann begann er, Körperentspannung zu üben, aber in seinem eigenen Tempo; eine zu starke Entspannung fühlte sich nicht sicher an. Als Nächstes suchte er Wege, wie sein Körper sich entspannen und er sich wieder in ihm wohlfühlen konnte. Schließlich heilten seine Verletzungen, und er konnte wieder schlafen. Er erholte sich mit minimaler Hilfe von Opiaten, die ihn als jungen Mann fast zerstört hatten.

Obwohl ein traditioneller, achtsamer Körperscan für manche Menschen anfangs wie ein Trigger wirkt, kann ein aktivere, progressivere Muskelentspannungsübung erden und beruhigen. Wenn wir die Kontrolle über unsere Entspannung haben, wirkt das Konzept von Entspannung weniger bedrohlich.

Hier nun eine Entspannungsübung, die ich vor vielen Jahren von einem Kollegen lernte. Gerade bei Schlafproblemen signalisieren körperliches Wohlbefinden und Entspannung unserem Nervensystem, dass wir uns sicher fühlen können.

Entspannung für Brust, Arme, Beine und Mund

Sie können diese Übung an Ihr Zeitfenster, Ihre Aufmerksamkeitsspanne und, was am wichtigsten ist, an Ihre eigene Toleranzschwelle anpassen. Wenn wir uns auf den Körper einlassen und entspannen, gibt er uns Auskunft über unseren Gefühlszustand, sodass wir bewusst darauf reagieren können. Wir fühlen uns wohl und in unserem Körper zu Hause, wir danken unseren Empfindungen. Mehr noch: Wenn Sie alle Körperteile nacheinander entspannen, wird es physiologisch fast unmöglich, gestresst, ängstlich, wütend oder mit schwierigen Emotionen überfrachtet zu sein. Durch Übungen können wir lernen, uns um unseren Körper zu kümmern und uns sogar mit ihm anzufreunden. Machen Sie es sich bequem und schließen Sie die Augen, wenn sich das besser anfühlt. Beginnen Sie mit langen Atemzügen und erlauben Sie Ihrem Körper sich zu entspannen, während Sie langsam ausatmen.

Brust

Bringen Sie nach ein paar Atemzügen Ihr Bewusstsein in den Brust- und Rumpfbereich. Scannen Sie zunächst Ihren Brustkorb, öffnen Sie ihn, um genügend Raum zum Ausdehnen von Lunge und Bauch zu schaffen. Richten Sie Ihre Achtsamkeit auf alle Empfindungen in der Brust und seien Sie neugierig, was sie Ihnen mitteilen. Ist Ihr Atem flach und kurz oder langsam und gleichmäßig? Schlägt Ihr Herz schnell oder langsam? Spüren Sie ein Engegefühl oder eine Spannung in der Brust? Fühlen Sie Wärme oder Kühle? Was bedeuten diese Signale?

Atmen Sie schließlich ein und spannen Sie Ihre Brust- und Rumpfmuskeln an. Halten Sie die Spannung, während Sie bis drei zählen und spüren, wie sich Spannung anfühlt, und entspannen Sie dann die Muskeln wieder. Lassen Sie Spannung abfließen und Entspannung bei den nächsten Atemzügen einströmen, während Sie allen Organen in Ihrem Brustkorb danken, dass sie Sie am Leben erhalten.

Arme

Richten Sie nun Ihr Bewusstsein auf Ihre Arme, von den Schultern bis hinunter zu den Fingerspitzen. Heben und senken Sie die Schultern einmal, lassen Sie dann die Arme zu den Seiten oder in den Schoß fallen. Scannen

Sie Ihr Bewusstsein von den Händen durch Unter- und Oberarme bis hinauf zu den Schultern. Zittern Ihre Hände, oder sind sie ruhig? Können Sie sie ruhigstellen, falls sie zittern? Sind sie teils zu Fäusten geballt? Wenn ja, lösen Sie die Spannung. Sind Ihre Hände schwitzig oder klamm? Heiß oder kalt? Scannen Sie Ihre Arme bis zu den Schultern, die oft viel Spannung und Emotionen festhalten. Achten Sie auf alle anderen Empfindungen, die Ihnen Hinweise auf Ihre Emotionen oder Ihr Nervensystem geben.

Zum Schluss ballen Sie die Fäuste, spannen die Arme bis zu den Schultern an und halten drei Atemzüge die Spannung. Lösen Sie die körperliche und emotionale Spannung und lassen Sie Ihre Arme vollkommen entspannen. Atmen Sie dreimal ein und genießen Sie die neu gewonnene Entspannung, die in Ihre Arme fließt, während Sie ihnen Dankbarkeit für alles, was sie für Sie tun, entgegenbringen.

Beine

Richten Sie beim nächsten Atemzug Ihre Aufmerksamkeit auf Ihre Beine – von der Hüfte hinunter zu den Zehen –, wobei Bewusstsein und Atem durch Ihre Oberschenkel, Waden und Füße strömen. Unsere Beine können durch Stress etwas unstabil oder angespannt sein. Wollen Ihre Beine Ihnen etwas mitteilen? Dann lassen Sie sie zur Ruhe kommen

Als Nächstes spannen Sie Ihre Muskeln leicht an, von den Füßen und durch die Beine bis zur Taille, und halten die Spannung drei Atemzüge lang. Achten Sie auf die Empfindungen und lösen Sie die Spannung. Bei den nächsten drei Atemzügen spüren Sie, wie die Anspannung aus den Beinen strömt. Danken Sie Ihren Beinen für ihre Arbeit.

Mund

Lenken Sie die Aufmerksamkeit auf Mund und Kiefer, wo wir unbewusst emotionale Spannung festhalten und die Muskeln anspannen.

Welche Botschaft kommuniziert Ihr Mund nach innen und außen? Stress? Angst? Wut? Achten Sie auf diese und alle anderen Empfindungen in Mund und Kiefer. Betrachten Sie aufmerksam den Rest Ihres Kopfes und Nackens. Zuletzt spannen Sie Mund, Kiefer und die umliegenden Muskeln an. Halten Sie die Spannung drei Atemzüge lang, bevor Sie sie wieder lösen.

Während Sie die Spannung lösen, können Sie den Mund in ein kleines Lächeln hineinentspannen, wenn es sich natürlich anfühlt. Thich Nhat Hanh erinnert uns daran, dass »manchmal die Freude die Quelle des Lächelns ist, aber manchmal das Lächeln auch die Quelle der Freude sein kann«. Und wissen Sie was? Die Forschung ist gleicher Meinung. Nehmen Sie sich Zeit, um Entspannung und Lächeln zu genießen, und wenn Sie sich sicherer fühlen, können Sie Schlaf zulassen.

Sie müssen diese Entspannungsübung für Brust, Arme, Beine und Mund nicht unbedingt vor dem Schlafengehen machen. Sie können in Ruhe darüber nachdenken, an welcher Stelle in Ihrem Körper Sie welche Emotionen festhalten, und Sie können Ihren Körper justieren oder in die betroffenen Bereiche atmen, bevor Sie die Übung beenden. Sie können praktisch zu jeder Tageszeit in Ihren Körper hineinhorchen und auf seine Bedürfnisse reagieren.

Um uns in unserem Leben wohlzufühlen, können wir lernen, uns mit unserem Körper anzufreunden, indem wir in die Breite atmen und ihn bis zum Rand füllen. In der Bewegung oder in der Stille – selbst in unserer Fantasie – können wir unsere Stimmungen ändern, je nachdem, wie wir unseren Körper halten und stützen. Wir können proaktive Selbstfürsorge und Selbstmitgefühl praktizieren, wenn wir Essen und Bewegung als Routinen einplanen, um die Voraussetzungen für eine tiefe, heilende Ruhe zu schaffen, die Gehirn und Körper hilft, sich von einem Trauma zu erholen.

Kapitel 3

Der resiliente Geist

In einer meiner ersten Wohnungen gab es einen Rauchmelder, der jedes Mal losging, wenn wir den Toast anbrennen ließen oder nach dem Duschen Dampfschwaden aus dem Bad waberten. Dann sprangen meine Mitbewohner und ich hektisch auf und versuchten, den Alarm zum Schweigen zu bringen, indem wir die Batterien herausrissen. Menschen mit PTBS und Angstzuständen haben oft das Gefühl, einen solchen Rauchmelder im Kopf zu haben. In gewisser Weise stimmt das. Eine überaktive Amygdala ist wie das Leben mit einem Rauchmelder im Kopf, der jedes Mal losgeht, wenn Sie sich einen Toast machen. Wie gut funktionieren Sie, wenn der Alarm losgeht? Wahrscheinlich nicht sehr gut!

Wird die Amygdala aktiviert, steigen Cortisol und Adrenalin – genau wie das Testosteron. Sie führen zu Aggression und fehlender Empathie. Wenn Sie überleben wollen, möchten Sie *nicht* darüber nachdenken, ob der Löwe, der Sie jagt, süß und flauschig ist. Sie wollen *nicht* langsamer werden und überlegen, ob er nur kuscheln will! Das primitive limbische System – das Alarmsystem im Gehirn – wird aktiviert und führt Blut in die Amygdala und aus unseren höher entwickelten äußeren Kortizes, einschließlich des präfrontalen Kortex, in dem wir Emotionen regulieren, Impulse kontrollieren, kritisch denken und langfristig planen. Wenn der Alarm lange genug ausgelöst wird, kalibriert sich das Gehirn langfristig neu. Unter und nach chronischem Stress haben Menschen mit alltäglichen Aufgaben wie Treffen von Entscheidungen, Organisieren und Planen – zusätzlich zu anderen ADHS-ähnlichen Symptomen (ADHS = Aufmerksamkeitsdefizit-Hyperaktivitätsstörung) – zu kämpfen.

Wenn unser bestes, am stärksten entwickeltes Gehirn unterfordert ist, können wir weder klar noch sehr lange denken, und wir kämpfen damit, »gute Entscheidungen zu treffen«, wie ich meinem Sechsjährigen erkläre. Der Teil des Gehirns, der nachdenkt und Entscheidungen trifft, geht offline, um dann impulsive, unmittelbare Entscheidungen für das kurzfristige Überleben zu treffen. Wir können sogar Geräusche in unterschiedlichen Frequenzen hören, wie etwa das Klingeln in unseren Ohren. Unsere Augen weiten sich und nehmen unterschiedliche Farben und Formen wahr. Wir werden empfindlicher gegenüber Geruch und Geschmack und interpretieren sie als Gefahr. Wir schauen auf neutrale Reize – Menschen oder Tintenkleckse auf einer Seite – und sehen überall Trauma und Bedrohung, eine Erfahrung, die als Hypervigilanz bekannt ist. Selbst in Sicherheit, manchmal *besonders* in Sicherheit, können sich aufdringliche Gedanken einschleichen, und wir verspüren den Drang, wütend zu kämpfen, in Panik zu geraten und wegzulaufen, zusammenzubrechen – oder abzuschalten und uns dort zu verstecken, wo wir unbemerkt bleiben.

Dies ist die dunklere Seite des Überlebenssystems unseres Gehirns, wenn wir auf Stress mit den vier Traumareaktionen reagieren. Aber denken Sie daran, dass neben den Reaktionen Kampf/Flucht/Angst und Erstarrung/Ohnmacht/Depression auch die Reaktionen Kümmern und Anfreunden unser Gehirn verändern. Die Wissenschaft zeigt, dass die Amygdala kleiner und weniger aktiv wird, wenn wir achtsames Selbstmitgefühl üben. Das ist nicht so, als würde man die Batterien aus dem Alarm reißen; sondern eher eine Neueinstellung, sodass der Alarm nur dann ausgelöst wird, wenn eine reale und keine angenommene Gefahr existiert. Wir können das Gehirn wieder auf das Stresstoleranzfenster zurückführen und es gleichzeitig erweitern. Durch Achtsamkeit, Mitgefühl und Positive Psychologie versetzen wir uns in einen optimalen mentalen Zustand, um zu wachsen, statt nur zu überleben.

Achtsamkeit ist zu einem Modewort geworden, aber was verbirgt sich wirklich dahinter? Ich definiere es als bewusstes Richten unserer Aufmerksamkeit auf unser Erleben des gegenwärtigen Moments – mit Akzeptanz und ohne Urteil. **Achtsames Selbstmitgefühl** ist die Praxis, unsere Leidenserfahrung anzuerkennen und zu benennen. Indem wir unser Leiden mit der Menschheit verbinden, erkennen wir es als Leiden an und sind uns gegenüber gütig. Christopher Germer sagt, wir übten Selbstmitgefühl nicht, um uns besser zu fühlen, sondern einfach, weil wir uns schlecht fühlen. **Positive Psychologie** ist hingegen das Studium und die Praxis des Aufblühens und Gedeihens über das bloße Überleben hinaus.

Wenn Sie die Übungen in diesem Kapitel ausführen, werden Sie Verbindungen in wichtigen Hirnregionen aktivieren und wachsen lassen, während gleichzeitig das tatsächliche Alarmsystem im Gehirn schrumpft und leiser wird. Der Alarm wird zwar immer noch ausgelöst, aber nur, wenn es brennt, nicht bei Rauch. Sie werden Ihre Fähigkeit verbessern, Ihre Aufmerksamkeit zu lenken, Entscheidungen zu treffen, kritisch zu denken, für die Zukunft zu planen, Emotionen zu regulieren, statt nur auf die Welt zu reagieren, wie sie ist. Sie werden in die Lage versetzt, sich selbst zu kontrollieren, eine Perspektive zu gewinnen, Einfühlungsvermögen zu zeigen, zu verstehen, was andere Menschen denken, und nicht immer gleich das Schlimmste anzunehmen. Sie werden die Fähigkeit Ihres Gehirns, Informationen aus dem Gedächtnis zu festigen, stärken – was offenbar der Schlüssel zur Verarbeitung eines Traumas ist. Zuerst aber wollen Sie bestimmt den Feueralarm abschalten – oder ihn zumindest leiser stellen.

Neustart des Feueralarms

Wenn Sie feststellen, dass Ihr Nervensystem hochfährt, können Sie eine der folgenden einfachen Wahrnehmungsübungen probieren:

- Zählen Sie die Ecken im Raum.
- Achten Sie auf alles Grüne (oder eine andere Farbe) in Ihrem Umfeld.
- Achten Sie auf Formen in Ihrem Umfeld.
- Schauen Sie einen bekannten Ort an und überlegen Sie, ob Sie Neues oder Veränderungen entdecken.
- Nehmen Sie den Tipp der Polyvagal-Expertin Deb Dana an und bauen Sie Sicherheitsanker in Ihren Raum ein: Farben, Objekte und Kunstwerke, die Ihrem Nervensystem Sicherheit geben.

BENENNEN IST ACHTSAMKEIT

Achtsamkeitsübungen beruhigen uns auf physiologischer Ebene, aber es geht nicht allein um Entspannung. In der Achtsamkeitsmeditation benennen wir unsere Emotionen und aktivieren so die äußeren, höher entwickelten Teile des Gehirns. Nicht ohne Grund sagen wir zu Kindern: »Benutzt eure Worte«, wenn sie aufgeregt sind. Das Benennen unserer körperlichen und emotionalen Erlebnisse aktiviert den präfrontalen Kortex und beruhigt das limbische System, was Neurowissenschaftler in Echtzeit in Gehirnscanexperimenten beobachtet haben. Der Psychiater Dan Siegel nennt dieses Phänomen »Benennen, um zu zähmen.«

Wenn ein Therapeut etwas Klischeehaftes sagt wie »Das klingt, als ob Sie traurig wären«, hilft er Ihnen, Ihre Emotionen zu benennen und einzuordnen, bis Sie selbst dazu in der Lage sind. Aber wir können lernen, etwas zu benennen und einzuordnen. Eine der besten Einführungen und Erklärungen zur Achtsamkeit stammt von meinem Kollegen Brian Callahan, einem Achtsamkeitslehrer aus Vancouver. Hier ist meine Adaption seines Ansatzes, in Gedanken und Gefühlen achtsam zu sein.

Vier Wege zur Achtsamkeit

Diese Übung zeigt uns, wie sich Achtsamkeit auf unser Gehirn auswirkt und wie wir Achtsamkeit in unser Leben bringen. Die vier Wege zur Achtsamkeit können wir regelmäßig wie ein Gehirntraining und völlig zwanglos zu jeder Zeit praktizieren.

1. Ruhen: Suchen Sie zunächst einen Ort, an dem Ihr Bewusstsein zur Ruhe kommt. Ich bevorzuge das Wort *Ruhen*, denn diese Übung sollte Sie nicht anstrengen. Denken Sie an einen Anker, der ein Boot mühelos an Ort und Stelle hält und ihm erlaubt, ein kleines Stück abzutreiben. Vielleicht könnte Ihr Anker Ihr Atem oder Körper sein, aber wenn Ihnen das schwierig erscheint, suchen Sie sich einen externen Bewusstseinsanker wie zum Beispiel die Konzentration auf Geräusche, Düfte, ein Bild vor Ihnen, ein geistiges Bild oder Ihre Körperumrisse und nicht Ihr Körperinneres.

2. Erkennen: Schon bald wird Ihr Geist abschweifen, egal wie interessant oder langweilig Ihr Anker ist. In diesem Moment sollten Sie einfach erkennen, dass er abschweift, und diesen Gedanken benennen, wie zum Beispiel »Ich denke über meine Finanzen nach«, »Ich bin traurig über meine Mutter« oder »Schon wieder dieses Arbeitsthema«. Genau genommen ist *dies* der Moment der Achtsamkeit, wenn Sie erkennen, dass Ihr Geist abschweift, und nicht der Umstand, dass er abschweift. Wenn Sie erkennen, wohin der Geist wandert, ist das der Moment der Einsicht, in dem Sie die Gewohnheiten Ihres Geistes kennenlernen. Die Realität ist also nicht, dass Achtsamkeit den Geist vollkommen ruhig oder gedankenfrei macht. Vielmehr ist es so, dass jedes Mal, wenn Ihr Geist abschweift – selbst, wenn er tausendmal abschweift –, dieses nur tausend Gelegenheiten sind, um Achtsamkeit einzuüben, oder tausend Erkenntnisse aus eigener Erfahrung, um kompetenter darauf zu reagieren. Je mehr Sie üben, desto mehr werden Sie erkennen, was Ihr Geist (und Ihr Körper) in verschiedenen Situationen tut.

Jedes Mal, wenn Sie benennen, wohin der Geist gegangen ist, zähmen Sie ihn durch das Benennen, indem Sie die limbische Reaktion beruhigen, Blut zu den äußeren Kortizes und aus der Amygdala und dem Alarmsystem lenken und die mit der Selbstkontrolle verbundenen Gehirnregionen stärken.

3. Zurückkehren: Sobald Sie bemerken, wohin und wann Ihr Geist abschweift, führen Sie Ihr Bewusstsein behutsam zu Ihrem Anker zurück. Dabei »trainieren« Sie Ihre geistigen Muskeln, indem Sie Volumen und Verbindung im präfrontalen Kortex, der Ihre Aufmerksamkeit reguliert, aufbauen.

Jedes Mal, wenn wir unser umherschweifendes Bewusstsein wie ein verirrtes Kind oder einen verirrten Welpen mit Freundlichkeit und Mitgefühl zurücklenken, stärken wir den Muskel des Selbstmitgefühls. Wenn wir uns selbst verzeihen, dass unser Geist für einen winzigen Moment in der Meditation ein wenig abschweift, beginnen wir, uns selbst zu verzeihen und auch unter schwierigsten Umständen freundlich gegenüber uns selbst zu sein. Der Muskel des Selbstmitgefühls wächst weiter.

4. Wiederholen: Ihre Gedanken werden weiterhin wandern, also wiederholen wir die Übung mit den vier Wegen zur Achtsamkeit – ständig neugeboren im gegenwärtigen Moment mit einer weiteren Gelegenheit zum Üben.
Nehmen Sie sich fünf Minuten Zeit oder dreißig oder so lange, wie Sie brauchen, damit Ihr Bewusstsein auf einem Anker ruht: Atmung, Klänge, Empfindungen oder was auch immer Sie wählen, um dann zu erkennen, wann Ihr Geist abschweift und zurückkehrt. Üben Sie in kleinen, überschaubaren Einheiten, am besten mit jemandem, bei dem Sie sich sicher und geborgen fühlen. Hören Sie auf, wenn es unangenehm wird, und steigern Sie sich langsam von dort aus. Sie können ruhen, erkennen und zu Ihrem Alltag zurückkehren – zum Gehen, zum Essen, zur Arbeit, zu Unterhaltungen – und bringen auf diese Weise in höherem Maße Bewusstsein und Mitgefühl in Ihr ganzes Tun.

Vor einigen Jahren leitete ich Workshops in Argentinien, und mein Gastgeber lud den amerikanischen Freund eines Freundes ein, an einem der Workshops teilzunehmen – so etwas passiert in der kleinen Welt der Auswanderer. Cameron kam mit anderen amerikanischen Auswanderern zum Abendessen, und man tauschte sich bei einem *Asado,* einem argentinischen Barbecue, aus. Wir sprachen über die Übungen für Selbstmitgefühl und Cam erzählte plötzlich, wie er in Argentinien gelandet war. Er wurde kurzatmig und zitterte am ganzen Körper, fast krampfartig. »Ich habe euch das noch nie erzählt«, platzte es aus ihm heraus. »Ich bin hier, weil mein Vater zuerst meine Mutter und dann sich selbst umgebracht hat. Ich verließ Michigan. Ich änderte meinen Namen. Ich versuchte, so weit wie möglich wegzugehen.«

Wie viele Auswanderer, denen ich begegnet bin, war Cameron vor etwas geflohen, und trotz des Wohlstands und des privilegierten Hintergrunds seiner Familie hatte der Fall über die kleine Gemeinde im Mittleren Westen hinaus Schlagzeilen gemacht. Obwohl Cam sein Zuhause, sein Land, seine Familie und sogar seinen Namen zurückließ, war ihm das Trauma gefolgt. Wir tranken am nächsten Tag einen Kaffee und sind seitdem mit Unterbrechungen in Kontakt geblieben. Ihm halfen die Vier Wege zur Achtsamkeit, um seinem Leben informell mehr Präsenz zu geben. »Meine Gedanken kehrten immer zu dem Tag zurück, an dem ich die Nachricht hörte«, sagte er. »Und ehrlich gesagt wird das wahrscheinlich immer so bleiben. Aber als ich die Vier Wege zur Achtsamkeit praktizierte, konnte ich diese Gedanken beiseiteschieben. Sie kommen natürlich wieder, aber ich weiß nun, wann und wo sie auftauchen, und sie nehmen mich nicht mehr so stark gefangen wie früher.«

DER KÖRPER ZÄHMT DEN GEIST

Es mag Ihnen seltsam vorkommen, in einem Kapitel über das Gehirn auf den Körper zurückzukommen. Aber in Wirklichkeit sind unser Gehirn, unser Nervensystem und die Nervenenden über den gesamten Körper verteilt. Das bedeutet unter anderem, dass unser Körper ein Frühwarnsystem ist. Das nennt sich *Neurozeption,* eine Idee aus der Polyvagal-Theorie, bei der wir unsere Emotionen auf der unbewussten Körperebene wahrnehmen. Denken Sie an Sätze wie »Mir läuft es kalt den Rücken runter«, »Ich bekam kalte Füße«, »Ich hatte Schmetterlinge im Bauch«, »Mein Herz hüpfte« und andere. Oder noch spezieller »Ich weiß es in meinem Herzen« oder »Ich hatte so ein Bauchgefühl«. Je mehr wir über den Vagusnerv erfahren, desto mehr sehen wir, dass er sich auf Körperteile ausdehnt, die wir mit Emotionen verbinden und die diese Informationen als Frühwarnung an das Gehirn zurücksenden.

Eine der tiefgreifendsten Erfahrungen in meinem Leben war, als mich ein Freund mit Mitte zwanzig in das Obduktionslabor der örtlichen medizinischen Hochschule schmuggelte.

Meine anfängliche Angst und Abscheu wichen langsam einer Faszination, als ich sah, dass diese menschlichen Körper die komplexesten Systeme waren, die ich je gesehen hatte, und gleichzeitig nur ein Haufen Fleisch. Meine gesamte Sichtweise auf die Kurzlebigkeit und Zerbrechlichkeit des Lebens änderte sich. Ich empfand ein Gefühl der Ehrfurcht, aber auch den Drang, anderen zu helfen und einen sinnvollen Beitrag im Leben zu leisten.

Kurz darauf kam die Ausstellung »Körperwelten« in die Stadt. Ich erinnere mich lebhaft an eines der Exponate, das nur die blutrote Kontur unseres Nervensystems zeigte, das sich durch den ganzen Körper zog. Bis dahin hatte ich diese Verbindung zwischen Geist und Körper nie ganz verstanden. Ich sah das leuchtende Rot auf der Karte des Gehirns – nicht nur in unserem Schädel, sondern im gesamten menschlichen Körper, mit einer besonderen Dichte rund um Lunge, Herz und Darm. Meine Welt war erschüttert.

Das Gehirn lebt im Körper und durchdringt ihn vollständig – von unserer Sinneswahrnehmung bis hin zu unseren körperlichen und emotionalen Reaktionen und Handlungen. Und unser Körper besitzt tiefgehende und weit über das Physische hinausgehende Schutzmechanismen.

Vor ein paar Jahren besuchte mich ein junger Mann aus Ostafrika namens Thomas während seines Studiums an Harvards John F. F. Kennedy School of Government, die oft als Abschlussschule für künftige Weltpolitiker bezeichnet wird. Thomas hatte jahrelang internationale Hilfsarbeit in der ganzen Welt geleistet, und jetzt machte er seinen Master in öffentlicher Politik. Ein Vorfall während seiner Zeit im

Ausland hatte eine seelische Narbe bei ihm hinterlassen. Als er sich in einem beliebten Café ein Fußballspiel angeschaut hatte, war eine Bombe in das Restaurant eingeschlagen. Thomas hatte sich durch den Rauch in Sicherheit geflüchtet, war über Leichenteile und blutende Gäste geklettert, die vor Schmerzen um Hilfe geschrien hatten.

Von diesem Moment an wurde Thomas von bestimmten Gefühlen heimgesucht – eines war das allgegenwärtige Schuldgefühl des Überlebenden; ein anderes war eine hypervigilante, angespannte Angstreaktion. Schon ein leises nächtliches Knarren im Haus, ein Türenknallen auf einer Party oder ein plötzliche Geräusch brachte ihn direkt zurück in die damalige Kampf-Flucht-Reaktion. Es dauerte einige Minuten – oder sogar Stunden –, um sein Nervensystem wieder neu einzustellen. Mehr und mehr verängstigte sein Verhalten auch seine Freundin.

Thomas interessierte sich nicht für Meditationsübungen, aber wir sprachen über die Hypervigilanz, die ihn überfiel, sowie über Wege zur Selbstregulation. In meinem Büro übten wir das Zählen von fünf Geräuschen, als ob wir bewusst hypervigilant wären. Thomas übte auch zu Hause und wenn er sich herausfordernden oder neuen Situationen gegenübersah, und das gab ihm Erdung. Er sagte: »Doktor, ich glaube, ich habe meine Hypervigilanz im Griff. Ich kann sie durch das bewusste Hören einschalten und auch wieder ausschalten. Sie erschreckt mich nicht mehr, weil sie einfach anspringt, immer wieder die Kontrolle übernimmt und mich und alle anderen in meinem Umfeld in Aufruhr versetzt.«

Es ist einfacher gesagt als getan, die Hypervigilanz »abzuschalten«, aber genau wie bei anderen Prozessen unseres Nervensystems können wir lernen, sie zu aktivieren und zu deaktivieren, indem wir die natürlichen Werkzeuge nutzen, die unser Körper uns zur Verfügung stellt.

Erdung durch Geräusche

Hier sind einige Möglichkeiten, die Erdung durch Geräusche einzuüben:

- **Zählen von Geräuschen:** Anstatt zehnmal tief durchzuatmen, versuchen Sie nach dem Aufwachen oder zu anderen Übergangsmomenten am Tag, bis zu zehn Geräusche zu zählen.
- **Geräusch-Zoom:** Nehmen Sie sich ein paar Minuten Zeit und lauschen Sie ein oder zwei entfernten Geräuschen. Achten Sie dann auf nähere Geräusche im Haus, wenn Sie sich dort aufhalten. Hören Sie nun noch genauer auf Geräusche in der Nähe, zum Beispiel auf den knarrenden Stuhl. Achten Sie jetzt auf Geräusche Ihres Körpers – raschelnde Kleidung, Atem, Geräusche von Herz oder Bauch. Sie können

sogar herausfinden, ob Ihre Gedanken einen eigenen Klang haben.

- **Umgebungsgeräusche:** Zählen Sie ein paar Geräusche aus jeder Richtung: links und rechts, oben und unten, vorn und hinten sowie den Raum und die Stille zwischen den Geräuschen.

Natürlich haben wir noch vier andere Sinne, und jeder ist wie ein Stein, der in das Becken unserer Gedanken und Emotionen geworfen wird und Wellen erzeugt. Die Sinne sind immer im gegenwärtigen Moment, wenn wir uns auf sie einlassen. Sie verankern uns und verhindern, dass wir in die Vergangenheit oder die Zukunft abdriften.

SICHERHEIT IM GEGENWÄRTIGEN MOMENT

Ich verbrachte Jahre damit, Achtsamkeit zu praktizieren, um wirklich die Kraft und das Versprechen des gegenwärtigen Moments schätzen zu lernen, trotz der Tausenden von Büchern und Memes, die seine Tugenden anpreisen. Die meiste Zeit meines Lebens entfernte sich mein Geist aus der Gegenwart und verfiel in Angst oder Depression. Ein typischer Gedankengang konnte dann folgendermaßen aussehen: »Ich werde es bei diesem Klienten vermasseln, dann wird er nie wieder in meine Praxis kommen und allen erzählen, was für ein schlechter Therapeut ich bin, und dann werde ich bankrottgehen, meine Frau wird mich verlassen, ich werde wahrscheinlich allein unter einer Brücke sterben, und niemand wird zu meiner Beerdigung kommen.«

Doch als ich mich darin übte, ganz im Moment zu bleiben, wurde mir klar, dass ich mich immer noch auf die Zukunft vorbereiten konnte, indem ich mir Zeit nahm, einen Arbeitsplan für Klienten zurechtzulegen, ohne mir Gedanken zu machen, ob es schlecht laufen könnte. Die Zukunft ist der Ort, an dem die Angst sitzt. Überlegen Sie mal: Die meisten Horrorgeschichten, die wir uns erzählen, handeln von Ereignissen, die noch gar nicht passiert sind – und wahrscheinlich auch nie passieren werden. Oder wir fühlen uns nicht in die Zukunft, sondern in die Vergangenheit zurückversetzt, wo wir schreckliche Momente nochmals erleben und die Scham, die wir noch immer empfinden, erneut erleben. Wie sagte Mark Twain: »In meinem Leben habe ich unvorstellbar viele Katastrophen erlitten. Die meisten davon sind nie eingetreten.« Es gibt noch ein weiteres großartiges Zitat, das fälschlicherweise Laotse zugeschrieben wird: »Wenn du deprimiert bist, lebst du in der Vergangenheit. Wenn du besorgt bist, lebst du in der Zukunft. Wenn du in Frieden bist, lebst du in der Gegenwart.« Ich weiß nicht, wer das wirklich gesagt hat, aber es ist etwas Wahres dran.

Unsere Gedanken rasen oft in die Vergangenheit und Zukunft – etwa 48 Prozent der Zeit. Das ist statistisch gesehen so häufig, dass ich es wiederholen sollte, weil die Hälfte der Leserinnen und Leser es wahrscheinlich überlesen hat. Ja, genau die Hälfte unserer Zeit wandern unsere Gedanken in die Vergangenheit oder in die Zukunft – oder sie vergleichen uns mit anderen, was, wie wir wissen, meistens nicht gut ausgeht. Aber wenn wir unsere Sinne wieder einschalten, gelangen wir direkt wieder in den gegenwärtigen Moment, in dem wir glücklicher sind. Die Studie, die entdeckte, dass unsere Gedanken die Hälfte der Zeit abschweifen, fand auch heraus: Je mehr wird uns im Jetzt befinden, desto glücklicher sind wir.

Wir können erforschen, wie unsere Wahrnehmungen unsere Stimmung, unsere Gedanken und sogar unsere Entscheidungen beeinflussen. Wir können uns selbst beibringen, im gegenwärtigen Moment zu sein, indem wir mit uns mit unseren Sinnen und Gefühlen, mit den Gedanken und Handlungen verbinden und lernen, uns besser auf diesen Moment zu konzentrieren. Ich nenne es das Einüben von Achtsamkeit.

Achtsamkeit kann man üben

Machen Sie es sich bequem, atmen Sie einige Male ein und senken Sie Ihre Augenlider, oder schließen Sie sie, wenn sich das für Sie besser anfühlt. Dann konzentrieren Sie sich ganz auf die verschiedenen Aspekte der Achtsamkeit.

Sinne und Empfindungen

Konzentrieren Sie sich auf Ihre Sinne, angefangen beim Hören. Welche Geräusche hören Sie, in der Nähe und in der Ferne? Ferne Geräusche, nahe Geräusche, das Geräusch Ihres Atems, sogar Geräusche aus dem Inneren Ihres Körpers, wie Ihren Herzschlag.
Während Sie atmen, nehmen Sie vielleicht Gerüche in der Luft wahr: Essen, frische Luft und angenehme und unangenehme Gerüche. Auf Ihrer Zunge bemerken Sie einen anhaltenden Geschmack – oder vielleicht nur den Geschmack der Luft.
Mit offenen oder geschlossenen Augen nehmen Sie wahr, was sich in Ihrem Blickfeld befindet: Formen, Schatten und Farben sowie die Räume dazwischen.
Zuletzt lenken Sie Ihre Aufmerksamkeit auf Empfindungen, beginnend an den Rändern Ihres Körpers. Nehmen Sie Ihren Rücken hinter und Ihre Beine unter Ihnen wahr,

die Temperatur der Luft auf Ihrer Haut und die Beschaffenheit Ihrer Kleidung. Wenn Sie sich wohlfühlen, können Sie Empfindungen tiefer in Ihrem Körper erforschen und sich auf jene konzentrieren, die Sie in der Gegenwart erden und Sie ins ventrovagale Toleranzfenster führen.

Emotionen

Richten Sie nun Ihr Bewusstsein auf Ihre Emotionen, die entstehen und vergehen, vielleicht sogar Ihren Empfindungen entspringen. Welche Emotionen sind in diesem Moment präsent? Freude oder Kummer? Beklemmung oder Erleichterung? Wut oder Frieden? Langeweile oder Neugierde, oder etwas anderes? Nehmen Sie diese Gefühle als Besucher aus dem Jenseits wahr. Benennen Sie sie und beobachten Sie, wie sie in Ihrem Körper und Ihrem Geist auftauchen und vorbeiziehen.

Handlungen

Wenn Sie sich Sinne und Gefühle vergegenwärtigen, bemerken Sie einen Drang oder einen Impuls zum Handeln? Möchten Sie Ihren Körper dehnen? Möchten Sie etwas essen? Auf etwas einschlagen? Etwas erschaffen oder zerstören? Nehmen Sie diese Triebe in Körper und Geist wahr. Auch diese können Sie beobachten, während sie vorüberziehen.

Gedanken

Und zum Schluss: Welche Gedanken sind gerade präsent? Irgendwelche Urteile über Sie selbst oder die

Welt? Pläne, die Sie machen? Wenn Sie merken, dass Ihr Geist abschweift, können Sie ihn in die Gegenwart zurückführen.

Probieren Sie dieses Einüben der Achtsamkeit zu einfachen und schwierigen Zeiten am Tag und lernen Sie Geist, Körper und Trigger besser kennen. Sie könnten diese sogar von einem Ereignis der Vergangenheit übernehmen, um sie aus einer anderen Perspektive zu betrachten. Sobald wir diese Empfindungen als Empfindungen, Emotionen als Emotionen, Gedanken und Handlungen als solche erkennen, können wir uns selbst befähigen, einen neuen Blick zu bekommen, der uns hilft, eine gute Entscheidung zu treffen. Diese könnte folgendermaßen aussehen:

- Sinn/Empfindung: Ich sehe in meinem Posteingang eine E-Mail von meinem Vorgesetzten, ich fühle mein Herz klopfen.
- Emotion: Ich habe Angst, dass er mich rügt oder sogar feuert!
- Handlung: Ich möchte mich verstecken, die E-Mail schließen und aus dem Zimmer rennen.
- Gedanke: Irgendetwas stimmt nicht mit mir ... oder doch?

Sobald wir diese Empfindungen als Empfindungen, Emotionen als Emotionen, Gedanken und Handlungen als solche erkennen, können wir uns selbst befähigen, einen neuen Blick auf die Situation zu bekommen und eine andere Entscheidung zu treffen: vielleicht eine

Entscheidung, die besser für unseren Körper ist, wie Sport zu treiben, eine Übung zum Selbstmitgefühl, eine Entscheidung in Bezug auf unsere Beziehung zu anderen, wie die Kontaktaufnahme zu einer Freundin oder einem Freund, oder ein anderes Talent, um unseren Körper und Geist zu entspannen und zu Sicherheit und Wohlbefinden zurückzuführen. Wenn wir uns entschleunigen, können wir beobachten, wie unsere emotionalen Reaktionen im Körper fast in Echtzeit entstehen. Wir können uns selbst Mitgefühl schenken und eine neue Reaktion auf das, was uns begegnet, wählen.

Glauben Sie nicht alles, was Sie denken

Es gibt einen Autoaufkleber mit der Aufschrift »Glauben Sie nicht alles, was Sie denken«, und obwohl ich theoretisch ein großer Fan von dieser Aussage bin, ist sie leichter gesagt als getan. Dennoch gibt es einen mentalen Hack vom Experten der Akzeptanz- und Commitmenttherapie Steven Hayes, in dem er vorschlägt, eine Liste mit den Top Ten einiger der größten Hits Ihrer kritischen

Stimme zu erstellen. Oben auf die Liste kommt der Zusatz »Ich habe den Gedanken, dass …«. Wie bei den meisten Dingen in diesem Buch, ermutige ich Sie, mit kleinen Kritikpunkten zu beginnen, damit Sie sich nicht überfordern.

Ich habe den Gedanken, dass …

ich nie über diese Verletzung hinwegkommen werde.

Ich habe den Gedanken, dass …

ich niemals gesund oder glücklich werden kann.

Ich habe den Gedanken, dass …

ich nie wieder eine romantische Beziehung haben werde.

Ich habe den Gedanken, dass …

ich ein schlechter Vater sein und das Leben meiner Kinder vermasseln werde.

Ich habe den Gedanken, dass …

ich nachts nicht mehr durchschlafen werde.

Diese Übung hilft uns zu erkennen, dass wir nicht unsere Gedanken sind. Wir lernen, dass unsere kritische Stimme nicht unbedingt Recht behält, und dann können wir beginnen, eine mitfühlendere innere Stimme auszubilden, die uns wiederum das Gefühl gibt, dass wir mitfühlende Beziehungen mit anderen verdienen.

DANKBARKEIT MACHT SINN

Dankbarkeit hat heutzutage einen schlechten Ruf. Die Suche nach einem Silberstreifen endet allzu leicht auf dem Stapel »toxischer Positivität«, diesem Zwang, alles positiv zu sehen. Es stimmt, dass es niemandem hilft, Glück zu erzwingen, das nicht da ist – oder einer Tragödie mit Gewalt ein Happy End aufzusetzen –, was meistens dazu führt, dass wir uns schämen. Wir als Menschen können gleichzeitig die zehntausend Sorgen und die zehntausend Freuden des Lebens erfahren, wie es im Buddhismus heißt. Ich glaube sogar, dass wir das müssen.

Zu Beginn dieses Buches habe ich erklärt, dass posttraumatischer Stress und posttraumatisches Wachstum sich nicht gegenseitig ausschließen müssen. Sie können gleichzeitig auftreten und tun es auch. Gleiches gilt für Schwierigkeiten und Anerkennung.

In diesem Abschnitt geht es nicht darum, welche Dankbarkeit Sie aus Ihrem Trauma oder Ihren Traumata ziehen. Vielmehr geht es darum, welche Dankbarkeit Sie aus Ihrem Tag oder Ihrer Woche ziehen können. Wenn Sie nach und nach, immer und immer wieder, entdecken, wofür Sie dankbar sind, wird diese Entwicklung das Gehirn davon abhalten, überall Gefahren zu sehen.

Wenn wir uns in Dankbarkeit üben, geschehen unglaubliche Veränderungen im Gehirn und darüber hinaus. Dankbarkeit kann Angst und Depressionen verringern, körperliche

Gesundheit und Lebenszufriedenheit verbessern, Aggressionen minimieren, Freundlichkeit maximieren und uns zu einem besseren und längeren Schlaf verhelfen. All das trägt zu Ihrer Genesung und Ihrem Wachstum bei.

Stress, Trauma, Angst und Depression verstärken unsere natürliche Neigung zur Negativität. Jeder und alles erscheint als Bedrohung: Mein Chef wird mich entlassen, meine Frau wird mich verlassen, die Person in der Dating-App sieht schrecklich aus. Das sind Einschätzungen, von denen wir glauben, dass sie mehr Sicherheit schaffen. Doch stattdessen verstärken sie Angst und Depression oder lassen vergangene Probleme wie Traumata oder Süchte auf neue Art und Weise wieder aufleben. Aber in der modernen Welt stärkt Sie das Wissen, einen Hang zum Negativen zu haben, und hilft Ihnen, »nicht alles zu glauben, was Sie denken«, wie der Autoaufkleber behauptet. Dankbarkeit hilft uns, unsere Balance wiederzufinden.

Eine Klientin, die bei einem Waldbrand ihr Haus und den Großteil ihres Besitzes verloren hatte, sagte zu mir: »Dankbarkeit bedeutet nicht, eine rosarote Brille aufzusetzen, sondern die beschissene Brille abzusetzen.« Somit ist Dankbarkeit, wie mein Freund Chris Germer es nennt, eine Weisheitsübung, die uns klarer sehen lässt. Dankbarkeit kann Kreativität fördern und uns helfen, Wachstumschancen zu erkennen, die wir sonst übersehen würden. Dankbarkeit heißt nicht, so zu tun, als gäbe es keine Schwierigkeiten, sondern bedeutet, Sonnenschein und Bäume auf unserem Spaziergang wertzuschätzen und gleichzeitig auf die Hundescheiße zu achten, in die wir gleich treten werden.

Wie also können wir Dankbarkeit üben? Zuerst einmal durch eine erweiterte Visualisierung, angelehnt an die Übung »Das Gute in sich aufnehmen« meines Freundes Rick Hanson.

Das Gute in sich aufnehmen

Nehmen Sie sich einen Moment Zeit, um zur Ruhe zu kommen, indem Sie langsam ausatmen oder mit dem Moment in Kontakt treten – je nachdem, was für Sie am besten ist.

Blicken Sie auf Ihren bisherigen Tag zurück. Was war ein guter Moment? Ein kleiner Erfolg? Ein Augenblick der Freude? Das kann schon eine Kleinigkeit sein: eine gute Tasse Kaffee, das gemütliche Sofa, eine unerwartete, nette Begegnung in der Warteschlange, eine lustige SMS von einer Freundin oder einem Freund. Wer war in diesem Moment dabei und wie war die Stimmung? Nehmen Sie sich Zeit, um sich die Bilder ins Gedächtnis zu rufen, vielleicht sogar die Geräusche, Gerüche und anderen Sinneswahrnehmungen. Vergegenwärtigen Sie sich nicht nur die Fakten, sondern auch die Gefühle und die Erfahrung der guten Erinnerung.

Halten Sie dieses Bild in Ihrem Geist fest – und Ihre physiologische Erfahrung davon. Hören Sie in Ihren Körper hinein und kosten Sie die dabei entstehenden Empfindungen aus, und zwar nicht nur in Ihrem Geist. Während Sie dieses Bild auskosten, werden Dopamin (ein »Belohnungs«-Neurotransmitter) und Oxytocin ausgeschüttet. Vielleicht legt sich ein leichtes Lächeln um Ihren Mund, aber Sie müssen es nicht erzwingen. Richten Sie Ihre Aufmerksamkeit weiterhin auf die Empfindungen, während Sie Ihre Augen heben und sich wieder auf Ihre Umgebung konzentrieren. Anschließend nehmen Sie sich einen Moment Zeit, um über diese Erfahrung nachzudenken: Schreiben Sie auf, welche Gedanken aufkamen.

Was geschah in dieser Übung? Wir haben die automatische, autonome Übernahme des Negativitätsbias in Geist und Körper durch eine aktive Übung unterbrochen, die uns aus der passiven Negativität herausführte. So wie wir eine physiologische Reaktion spüren, wenn wir an Stress denken, so können wir auch eine Reaktion erfahren, wenn wir uns an eine positive Erfahrung erinnern – aber es braucht etwas Übung, um sie zu auszubilden und zu kodieren.

Obwohl die Forschung zeigt, dass eine negative Erfahrung innerhalb weniger Sekunden unsere Wahrnehmung der Welt kodiert, braucht eine positive Erfahrung hierfür ein bis zwei Minuten. Deshalb haben wir die verlängerte Visualisierung mit anschließendem Aufschreiben durchgeführt. Noch hilfreicher zum Konservieren des Gefühls ist das Teilen unserer

Dankbarkeit. Schreiben Sie Freundinnen oder Freunden in einer SMS von Ihrem guten Moment oder danken Sie ihnen, wenn sie dabei waren. Glück oder Dankbarkeit werden durch das Teilen verstärkt.

Es fällt uns leicht, uns mit etwas Negativem zu verbinden. Eine Dankbarkeitsgruppe oder -kette hilft uns, uns mit dem Positiven zu verbinden. Ich bin in einer Social-Media-Gruppe mit Freundinnen und Freunden, die sich ein paarmal pro Woche austauschen, sich gegenseitig inspirieren oder vielleicht anstoßen, etwas zu posten, um uns alle daran zu erinnern, dass – wow! – die Bäume heute wunderschön sind. Mein bester Freund aus der Mittelschule, Gabe, berichtete in einem Vortrag, dass er und ein Freund sich im Laufe der Jahre 15 000 Texte der Dankbarkeit geschickt hatten. Sie können Dankbarkeit zu einem täglichen oder jährlichen Ritual machen und sie nicht nur beim Erntedankfest, sondern auch bei Familientreffen einbringen. Wir können anderen Menschen danken, denen wir dankbar sind – doch dazu mehr im nächsten Kapitel.

Unsere Kultur ist inzwischen so binär ausgerichtet, dass sie uns sagt, es gebe nur das eine oder das andere, nur Gutes oder nur Schlechtes. Ein traumatisiertes Gehirn fällt ebenfalls in dieses Muster. Die Meditationslehrerin und Coach Jessica Morey erinnert uns daran, uns in der Frage nach dem »Was noch?« zu üben, die sie AWE – And What Else – nennt. Schmerzhafte Emotionen mögen auftreten, aber wir können uns immer fragen: »Und was ist sonst noch da?« Während oder nach einem Trauma neigen wir dazu, überall Gefahr zu wittern, und verstärken so Negativitätsbias und

Überlebensenergie. Vielleicht haben Sie immer die Ausgänge im Blick oder wissen, wo Ihre Schlüssel und Ihr Handy sind oder wo sich die nächste Polizeistation befindet – entweder um sie zu finden oder um sie zu vermeiden. Mit Dankbarkeit können Sie das noch immer tun, aber Sie können sich auch auf das Gute konzentrieren und die Sicherheitssignale finden. Was als aktiver Prozess beginnt, wird zur unbewussten Gewohnheit, die unsere Heilung unterstützt.

Wenn Sie nicht weiterkommen, versuchen Sie es mit Kategorien der Dankbarkeit: Menschen, Orte und Dinge, für die Sie dankbar sind. Oder fordern Sie sich selbst heraus, indem Sie über Ihre eigenen Stärken und liebenswerten Eigenschaften nachdenken. Wenn es eine Person ist, für die Sie dankbar sind, dann heben Sie Ihre Stimmung, indem Sie ihr die Hand reichen und sich bedanken.

Versuchen Sie es selbst: Danken Sie jemandem, der Ihnen die Zeit oder das Geld zur Verfügung stellte, um dieses Buch zu lesen, und achten Sie darauf, wie Sie sich fühlten, bevor Sie Ihre Dankbarkeit zum Ausdruck brachten – und währenddessen und danach.

Wenn ich weiß, dass ich am Ende des Tages eine Dankbarkeitsliste erstellen muss, fange ich einfach an, die schönen Dinge um mich herum zu bemerken. Das ist der Moment, in dem das Gehirn auf das »kognitives Priming« umstellt, und positive Dinge sammelt. Das hebt unsere Stimmung und verschiebt unsere Perspektive ein wenig mehr ins Positive. Es ist so, als fänden Sie im folgenden Herbst einen Zwanzigeuroschein in Ihrer Winterjacke. Er war den ganzen Frühling und Sommer über da – Sie besaßen ihn die ganze Zeit über –, aber wenn Sie ihn finden, sind Sie trotzdem aufgeregt.

Dankbarkeit ist kein Entweder-oder, sondern kann dazu beitragen, die Samen des Sowohl-als-auch auf unserem Weg zum Wachstum zu gießen. Im Laufe der Zeit werden Sie vielleicht noch weitere positive Dinge suchen und so bewusst oder unbewusst Freude in Ihren Tag bringen, indem Sie absichtlich glückliche, wohltuende Nachrichten lesen, den schönsten Weg nach Hause nehmen und sich selbst gelegentlich etwas gönnen. Meine Freundin und Therapeutenkollegin Linda Graham weist darauf hin, dass wir Dankbarkeit üben, um dem Elend immer einen Schritt voraus zu sein, genau wie wir durch die Einnahme von Medikamenten »dem Schmerz voraus sind«.

Ich möchte noch einmal auf die Geschichte von Thomas und eine letzte, besonders herausfordernde Kategorie der Dankbarkeit und Wertschätzung zu sprechen kommen. Noch lange nach dem Bombenanschlag, als sich Thomas' Nervensystem längst wieder beruhigt hatte, wurde er von Schuldgefühlen geplagt. Warum war er einfach weggelaufen? Er fragte auch mich und vielleicht sich selbst: Warum war er nicht dageblieben, um Fremden oder Freundinnen und Freunden im Café zu helfen? Jahre später versuchte er noch immer, die Schuld des Überlebenden und die Schuld für seine eigene Fluchtreaktion hinter sich zu lassen. Er schalt sich selbst und hielt den Kopf in den Händen: »Welcher Mensch lässt andere blutend zurück und rennt davon?«

Die erste Verletzung, die Thomas zu verarbeiten hatte, war das Trauma selbst. Hinzu kamen Selbstbeschuldigung,

Scham und die Schuld des Überlebenden. Thomas erlebte das, was Psychologen als »moralische Verletzung« bezeichnen, die dann auftritt, wenn wir etwas tun – oder gezwungen oder genötigt werden, etwas zu tun –, was gegen unsere Werte verstößt. Gerade Kriegsveteraninnen und -veteranen und andere Überlebende von Traumata oder häuslicher Gewalt erfahren häufig eine moralische Verletzung.

Ich habe versucht zu erklären, dass wir in einer Krise die Kampf-Flucht-Reaktion meist nicht kontrollieren können; sie ist fest in uns verdrahtet, genau wie die Reaktionen Kümmern und Anfreunden, aber es kann einige Zeit dauern, sie auszubilden. Thomas blieb höflich, wenngleich auch skeptisch, und ich merkte, dass er mir nur teilweise glaubte. Als er voller Verzweiflung meinte, er müsse ein Psychopath sein, weil er andere zurückgelassen hatte, fragte ich mich laut: »Würde sich ein Psychopath jahrelang wegen etwas schuldig fühlen?« Thomas' Schuldgefühle und Selbstvorwürfe bekamen kleine Risse, unterstützt durch Übungen in Selbstmitgefühl und die Ausbildung von Dankbarkeit und Wertschätzung gegenüber seinen eigenen Stärken.

Ich bat ihn aufzulisten, was er an sich selbst mochte und was er als seine Stärken ansah. Das war alles andere als einfach für ihn. Es half ihm zu erkennen, was andere an ihm schätzten. Durch den Blick von außen konnte er einige seiner Stärken wertschätzen. Er griff auch auf seine religiösen Überzeugungen zurück und fragte sich, welche Stärken Gott ihm gegeben haben könnte.

»Ich bin ein guter Freund – extrem loyal«, sagte Thomas.

»Und was noch?«, ermutigte ich ihn.

»Ich bin klug, oder zumindest denken die Leute, dass ich klug genug bin, hier zur studieren.«

»Auf jeden Fall«, antwortete ich, »ist das ist eine Gabe, die du nutzen kannst, und auch ich als dein Therapeut denke, dass du klug bist.«

»Okay …«, sagte er. »Ich muss zugeben, das fühlt sich sehr seltsam an, Doktor.«

Es mag sich seltsam, ungewohnt oder sogar narzisstisch anfühlen, unsere Stärken zu erforschen, abhängig von unserem Hintergrund und unserer kulturellen Prägung. Besonders schwer ist es dann, wenn wir daran gewöhnt sind, uns selbst schlecht zu fühlen; es kann unangenehm sein, das Gute zu benennen. Wenn Sie es aushalten können, begrüßen Sie dieses Unbehagen, erkennen Sie diese Zweifel an, und bitten Sie sie, in den Hintergrund zu treten. Denn warum sollte es seltsamer sein, sich auf unsere Stärken zu besinnen als auf unsere Schwächen? Das Dilemma war, dass Thomas die Schuld des Überlebenden immer dann überkam, wenn er sich gut fühlte, obwohl er diese Schuld ertrug – oder sie ihm zumindest vertraut war. Allmählich könnte sich dies jedoch ändern.

Ich ermutigte Thomas – und ich ermutige auch Sie –, eine Liste mit den eigenen Stärken zu erstellen. Denken Sie an die Befangenheit und die Freude, die das mit sich bringt, und bitten Sie vielleicht einen lieben Menschen um Hilfe. Das Erstellen einer solchen Liste kann schwer sein. Thomas erstellte schließlich für sich eine gute Liste, auf der stand, dass er klug und fleißig sei und loyal gegenüber Freundinnen, Freunden und Familie. Diese Stärken unterstützten seine letzte Stärke, die auch seine berufliche Laufbahn einschloss – sein Engagement für andere, seine Rückkehr in sein Heimatland, um es besser und stärker zu machen. Thomas erkannte noch eher als ich die Metapher: Seine Heilung war gleichzeitig die Heilung seines Heimatlandes, das durch Unruhen in postkolonialen Kriegen zersplittert war. Mehr noch, die Arbeit bedeutete ihm viel und brachte ihm daher Heilung. Indem er einen Sinn im Leben fand, begann für ihn das Wachstum über das Trauma hinaus.

Dankbarkeit für eigene Stärken

Nehmen Sie ein Blatt Papier zur Hand und denken Sie über Ihre Stärken nach – vielleicht Stärken, die Sie durch schwere Zeiten getragen haben. Sie können auch den Blick von außen einnehmen und sich fragen: Was schätzen meine Freunde oder andere an mir? Vielleicht bietet die Liste der positiven Charakterstärken der Universität Pennsylvania Inspiration, um mehr über sich selbst zu erfahren (siehe Literatur Seite 181).
Wie fühlt sich der Prozess an? Welche Widerstände und Veränderungen treten während und nach ihm auf?

Genau wie Thomas könnte auch Ihr Verstand Geschichten erfinden, was anders hätte sein können oder was Sie hätten tun oder sagen sollen. Wir neigen dazu, den Negativitätsbias auf uns selbst zu richten. Und das Schlimmste daran ist, dass dieser Ihnen sagen wird, was Sie anders hätten machen können, weil Sie doch angeblich die Kontrolle über alles hatten. Ich möchte betonen, dass dies eine natürliche und normale Reaktion ist, die nicht wirklich hilfreich ist. Tatsächlich feiert die Negativität manchmal dieses Schuldgefühl.Es wäre einfach zu sagen »Ignorieren Sie diese Stimme«, aber ich weiß – und Sie wissen es auch –, dass das leichter gesagt als getan ist. Es wäre weitaus hilfreicher zu lernen, auf andere Stimmen zu hören, innere und äußere, wenn wir mehr Selbstmitgefühl üben.

ANDACHT FÜR GEIST UND KÖRPER

Während und nach einem Trauma fokussiert sich das Gehirn noch stärker auf das Negative, da es mit Gefahr rechnet. Aber mit Achtsamkeit und anderen Übungen können wir das gesamte Gehirn aktivieren und mit mehr Überblick und Klarheit die Welt und unsere Gefühle verarbeiten. Wir können mit dem, was ist, in der Gegenwart bleiben und antworten, statt nur zu reagieren. Im Laufe der Zeit, wenn wir neue Reaktionen auf unsere Herausforderungen wählen, verdrahten wir unser Gehirn neu, um resilienter zu werden.

Wir können langsamer werden und beobachten, wie unsere Emotionen im Körper durch Übungen wie »Achtsamkeit kann man üben« (siehe Seite 106) aufsteigen, oder wir können uns selbst durch die »Vier Wege zur Achtsamkeit« (siehe Seite 95) förmlich oder formlos zurück in die Gegenwart bringen. Durch Dankbarkeit und Wertschätzung können wir Hoffnung inmitten von Herausforderungen sehen und uns darin üben, uns selbst zu verzeihen.

Jetzt möchte ich Ihnen eine weitere Möglichkeit anbieten, um auf Bedürfnisse in dem Moment zu reagieren, in dem sie auftauchen, und sich körperlich, geistig und beziehungstechnisch in eine Balance zu bringen.

In meinen frühen Zwanzigern war ich unglücklich. Noch unglücklicher, glaube ich, als die meisten von uns in diesem Alter. Meine eigenen Traumata – in Kombination mit meiner anstrengenden Arbeit mit Sexualstraftätern – forderten ihren Tribut. Ich lebte vermeintlich noch immer das Leben eines Studenten. Aber Sport treiben? Vergessen Sie es. Frühstück und Mittagessen? Wozu die Mühe? Schlafen? Ich ging spät zu Bett und schlief lange. Als ein Freund mir in einem Zwölf-Schritte-Programm vorschlug, mich um meine Grundbedürfnisse zu kümmern, um meine Stimmung zu ändern, dachte ich, dass eine so einfache Lösung viel zu offensichtlich sei, um zu funktionieren.

Doch als ich begann, Essen, Bewegung und Schlaf als Medizin zu betrachten, hatte das einen großen Einfluss auf meine Stimmung und meine Einstellung. Ich will nicht behaupten, dass diese Veränderungen die Lösung für alles sind, aber sie sind ein wichtiger Anfang.

Selbstfürsorge für Körper und Geist

Sie wissen, dass Geist, Körper und zwischenmenschliche Beziehungen leicht dysreguliert werden. Mit einem schnellen und einfachen Test überprüfen Sie, wie es Ihnen geht und worauf Sie achten müssen, um sich mit Ihrem Geist und Ihrem Körper anzufreunden.
Mit diesem Test machen Sie sich Ihre Grundbedürfnisse Hunger, Wut/Angst, Alleinsein und Müdigkeit noch bewusster.
Ich mag die fundierte wissenschaftliche Grundlage des Tests. Ohne diese grundlegende körperliche und emotionale Selbstfürsorge würde uns unser Nervensystem wahrscheinlich verraten. Schauen wir uns jeden einzelnen Punkt an.

Hunger: Der präfrontale Kortex – dort sind Impulskontrolle, Emotionsregulierung, kritisches Denken und Entscheidungsfindung angesiedelt – ist ein echter Energiefresser. Ein Kalorienmangel führt zur Abschaltung dieser wichtigen Gehirnkompetenzen. Achten Sie regelmäßig auf Hungersignale Ihres Körpers und hören Sie darauf, was er an physischer Nahrung braucht, nicht nur an emotionaler. Nicht jede Mahlzeit muss perfekt sein; Selbstverleugnung entspricht nicht Selbstmitgefühl. Sie können Genuss und Vergnügen zulassen, auch wenn Sie Selbstmitgefühl üben. Regelmäßige Mahlzeiten helfen Ihrem Körper, später am Tag zu schlafen.

Wut/Angst: Wenn Emotionen wie Wut »Kampf« und Angst »Flucht« bedeuten, dann bedeutet das Gefühl von Wut *und* Angst, dass wir von unserem limbischen System, dem primitivsten Teil des Gehirns und des Nervensystems, gelenkt werden. Diese starken Emotionen stoppen den Blutfluss zu den Teilen des Gehirns, die logisch und vernünftig denken, sodass wir vorschnell statt überlegt reagieren.
Wenn die Emotionen hochkochen, sollten Sie einige Male langsam und bewusst ein- und ausatmen, um das limbische System zu beruhigen und die äußeren Kortizes des Gehirns zu aktivieren, durch die wir wieder klar denken können. Sie können starke Emotionen »benennen, um sie zu zähmen«, indem Sie sie einfach wahrnehmen, wenn sie in Ihrem Geist oder Körper auftauchen. Wenn Sie starke Emotionen – im Körper oder im Geist – spüren, benennen Sie sie, sobald sie auftauchen, und aktivieren Sie Ihr bestes Gehirn. Andere sinnliche Erdungsübungen wie das Fühlen der Füße können hier ebenfalls helfen.

Einsamkeit: Es gibt einen weiteren Selbsthilfeslogan, den ich liebe: »Wenn dein Geist eine gefährliche Gegend ist, begib dich nicht allein dorthin.« Als soziale Wesen sind wir Menschen anfällig für Tribalismus, Gruppendenken, toxische emotionale Ansteckungen und Herdentrieb, aber auch die Einsamkeit birgt ihre Gefahren. Introvertierte und extravertierte Menschen haben unterschiedliche optimale soziale Sollwerte, aber wir alle müssen eine Balance zwischen Einsamkeit und Geselligkeit finden. Suchen Sie Ihre richtige Balance. Freundschaft und Gemeinschaft sind direkt mit Glück, geistiger Gesundheit, körperlicher Gesundheit und sogar einem langen Leben verbunden. Darüber hinaus bestätigt und ermutigt uns ein gesundes Unterstützungsnetzwerk, an unserer Heilung zu arbeiten. (Mehr über gesunde Beziehungen in Kapitel 4.)

Müdigkeit: Bei Müdigkeit durch Überarbeitung oder Schlafmangel entgleiten uns Selbstbeherrschung, Stimmung und Urteilsvermögen. Ein schlechter Schlaf in der Nacht kann unser psychologisches und physisches Immunsystem sowie unser Urteilsvermögen und unsere Impulskontrolle schwächen. Untersuchungen belegen, dass regelmäßiger Schlaf – mit gleichen Zubettgeh- und Aufwachzeiten – ebenso wichtig ist wie die Schlafdauer. Deshalb sind einige grundlegende gesunde Schlafgewohnheiten fester Bestandteil Ihrer Selbstfürsorge. Um Ihr System vor dem Schlafen zu beruhigen, legen Sie Ihre Hand auf Ihr Herz oder machen Sie die Übung »Entspannung für Brust, Arme, Beine und Mund« (siehe Seite 83). Bauen Sie auch während eines anstrengenden Tages Zeiten zum Ausruhen ein.

Kapitel 4

Das resiliente Herz

Während und nach einem Trauma brauchen wir andere Menschen am dringendsten, doch da viele Traumata unsichtbar bleiben – vor allem wenn sie mit Krankheit, Verletzung oder Scham in Zusammenhang stehen –, sind wir von anderen abgeschottet. Als meine Mutter zum Beispiel immer kranker wurde, wurde ihre Welt kleiner, und damit auch meine. War es in Ordnung, anderen von ihrer Krankheit zu erzählen? Wie viel durfte ich erzählen? Wann und wie? Wenn andere von diesem Teil meines Lebens in ihrem Freundeskreis erzählten, fühlte ich mich verletzt und noch stärker isoliert; es war nicht an ihnen, die Geschichte zu erzählen, oder sie erzählten nicht *meine* Sicht der Dinge. Ich lernte am eigenen Leib, was viele längst entdeckt haben: Stress und Trauma wirken sich auf besonders heimtückische und herzzerreißende Weise auf unsere zwischenmenschlichen Beziehungen aus. Ein Trauma isoliert uns, und übermäßige Isolation traumatisiert uns noch mehr. Krankheit und Verletzungen trennen uns physisch, doch sie emotional zu erleben, macht es uns schwer, Beziehungen zu anderen aufzubauen. Es liegt in der Natur von Missbrauchsbeziehungen, dass sie uns isolieren, sowohl während des Missbrauchs als auch durch die langanhaltende Scham. Als Reaktion auf ein Trauma verändern sich Sprache und Ausdruck – unsere stimmliche Bandbreite ist eingeschränkt, wir machen kleinere Bewegungen und zeigen weniger Mimik, um nicht aufzufallen und das Risiko eines weiteren traumatischen Angriffs zu vermeiden. Oder wir sprechen und handeln aggressiv, um potenzielle Angreifer abzuwehren. Ich denke oft an das Sprichwort »Nicht zerbrechlich wie eine Blume, zerbrechlich wie eine Bombe«, das eine Umarmung von sanfter Kraft sein kann oder die explosivere Natur der Traumareaktion mancher Menschen widerspiegelt. In einer echten Krise müssen wir direkt erkennen, wer oder was gefährlich ist, um zu entscheiden, ob wir angreifen oder fliehen sollen. Bei traumatischem Stress können wir daher nicht die Sichtweise anderer Menschen einnehmen; wir konzentrieren uns zu unserem eigenen Schutz stärker auf uns selbst, was uns wiederum ängstlicher und depressiver macht. Unsere Fähigkeit, uns in andere einzufühlen oder ihnen eine zweite Chance zu geben, schaltet sich zu unserem Schutz ab. Wir nehmen körperliche Beschwerden stärker wahr.

Diese durchaus verständlichen Reaktionen beeinträchtigen unsere Beziehungen zu Familienmitgliedern, Partnerinnen und Partnern, Freundinnen und Freunden wie auch Kolleginnen und Kollegen, wenn wir uns streiten oder vor ihnen fliehen. Diese Reaktionen können auch unser Vertrauen beeinträchtigen, sodass wir uns immer stärker isolieren – was ein enormes physisches und psychisches Gesundheitsrisiko darstellt. Um uns in Beziehungen sicher zu fühlen, ziehen wir uns entweder in die Isolation zurück oder neigen zu Aggression, aus Angst vor Verurteilung oder Ablehnung durch andere. Das löst unsere kritische innere Stimme aus, was uns noch tiefer in eine Spirale der Scham stürzt und uns noch stärker isoliert, obwohl wir genau das Gegenteil brauchen.

Nach Ansicht vieler Forscher ist Bindung die erste Form von Stressregulation eines Babys. Bei Kindern lässt sich das gut beobachten: Zuerst versuchen sie, ihre Wünsche und Abneigungen im sozialen Umfeld zu äußern, reagieren anschließend mit einer Kampf-Flucht-Reaktion, halten dann oft inne und geben auf, wie das beliebte Video des »Still Face Experiment« auf YouTube zeigt.
Bei einer Bedrohung aktivieren wir zunächst das ventrovagale ruhige, soziale System, wobei Atem und Herzfrequenz langsam und regelmäßig sind, bevor wir in den »Kampf oder Flucht«-Modus des sympathischen Nervensystems fallen. Dann wechseln wir in eine »Erstarrung oder Unterwerfung«-Reaktion mit dorsovagaler Aktivierung, wobei wir uns aufgeben und uns zurückziehen.
Der Punkt ist, dass unser frühestes und wahrscheinlich bestes Heilmittel zur Selbstregulation andere Menschen sind, und zwar ausgeglichene, gesunde Menschen, unter anderem Partnerinnen und Partner, Familienmitglieder, Freunde, Arbeitskolleginnen und – ja – auch Therapeuten.

Durch ein Trauma fühlen wir uns einsam, und manchmal sind wir das auch tatsächlich. Das Gefühl von Sicherheit wird gehemmt, wenn Cortisol unsere Rezeptoren für Oxytocin blockiert – das Neurohormon, das uns Sicherheit, Geborgenheit und Verbundenheit fühlen lässt. Oxytocin hilft uns, Gesichtsausdrücke und Emotionen zu lesen, andere zu verstehen und Empathie und Vertrauen aufzubauen. Auf der anderen Seite führen Einsamkeit und Isolation zu erhöhtem Cortisol, ein weiteres Neurohormon, das mit schlechter Gesundheit und verkürzter Lebenserwartung in Verbindung gebracht wird. Ein hoher Cortisolspiegel ist genauso gesundheitsschädlich wie Rauchen oder Fettleibigkeit; er korreliert mit Angstzuständen und Depression und wird mit Sucht in Verbindung gebracht.

Eine gesunde Koregulation hingegen führt zu einem gemeinsamen Gefühl von Sicherheit. Wenn ich Ihnen Sicherheit signalisiere, fühlen Sie sich sicher, und umgekehrt. Aber das erfordert Arbeit. Mit der Zeit gelangen wir zu dem, was meine Kollegin Deb Dana als »sichereren Rhythmus der Regulation« mit anderen Menschen bezeichnet. Am Anfang brauchen Sie andere, die Ihnen helfen, aber mit etwas Übung können Sie sich selbst regulieren. Beispiele für eine Koregulation sind das gemeinsame Jubeln bei einer Sportveranstaltung oder das gemeinsame Singen oder Lachen bei Konzerten oder Comedyshows. Alle Anwesenden erhalten zeitgleich eine Dosis Dopamin und Serotonin. Im Kleinen passiert genau dasselbe, wenn wir mit Freundinnen, Freunden oder der Familie am Tisch sitzen. Koregulation findet im Einzelgespräch mit unseren Therapeutinnen und Therapeuten wie auch Kolleginnen und Kollegen statt oder auch, wenn wir die Person an der Kasse freundlich anlächeln. Oder sogar mit unseren Haustieren, deren Anwesenheit uns beruhigt, weil sie uns als externes Kampf-Flucht-System dienen. Wir hoffen natürlich, dass wir mit unseren Kindern und allen anderen Menschen, die uns wichtig sind, zu einer Koregulation finden.

Vier Rosen, ein Dorn und eine Knospe

Während der Pandemie begann meine Familie vor dem Schlafengehen oder manchmal auch am Esstisch Rose und Dorn zu spielen. Ich lernte dieses Dankbarkeitsritual bei einem Arbeitsprojekt zu Traumata. Wir übten es jeden Freitag mit den Mitarbeitenden und den Kindern, die dort in Behandlung waren.

- Die Übung ist einfach. Die Wahrscheinlichkeit des Negativitätsbias liegt bei etwa vier zu eins, sodass jede Person vier »Rosen« (gute Dinge) aus ihrem Tag, einen »Dorn« (eine Enttäuschung) und eine »Knospe« (Hoffnung) für den morgigen Tag benennt.

- Eine der »Rosen« der ganzen Pandemie war, dass unsere Familie so viel Zeit zusammen verbrachte, sodass wir diese Übung regelmäßig machen konnten. Mein Sohn, der das Zubettgehen immer wieder hinauszögern will, setzt sich oft für hundert Rosen ein!

Ein Großteil posttraumatischen Wachstums findet gemeinsam mit anderen statt, die uns koregulieren, beobachten und unterstützen. Wie jede Krankheit kann auch ein Trauma mit der Zeit von selbst heilen, aber wenn es gemeinsam mit anderen geheilt wird, hinterlässt es weniger Narben oder bleibende psychische Schäden. Das System für soziale Verbundenheit setzt eine positive Spirale in Gang. Mehr Vertrauen führt zu mehr Verbundenheit, die mit Glück, Gedeihen und geistiger und körperlicher Gesundheit verknüpft ist.

Die jüngste Forschung hat nachgewiesen, dass Emotionen, Stimmungen und Verhaltensweisen ansteckend sind. Einige Wissenschaftler nennen dies »zwischenmenschliche Neurobiologie«; andere untersuchten, wie »Spiegelneuronen« durch Tausende von Mikroexpressionen oder Mikroausdrücke, die sich jede Sekunde in unseren Gesichtern zeigen, ein emotionales Geben und Nehmen erzeugen. Wieder andere nennen es ein kollektives Nervensystem, das synchron mit anderen reguliert und dysreguliert, und so unsere Gedanken, Gefühle und Verhaltensweisen beeinflusst. Mit etwas Übung können wir das System für soziale Verbundenheit für unsere eigene Bindungen und Heilung einsetzen und eine »Neurozeption der Sicherheit« fördern.

HEILUNG DURCH ANDERE MENSCHEN

Unsere Reaktionen auf ein Trauma erschweren den Aufbau eines stabilen sozialen Unterstützungsnetzes. Manchmal führt ein Trauma dazu, dass wir gefährliche Menschen und Verhaltensweisen als vertrauenswürdig ansehen, während wir freundliche Menschen und sichere Situationen als ungewohnt und somit gefährlich wahrnehmen. Die körperliche und emotionale Verletzlichkeit, die mit Intimität einhergeht, löst einen Alarm aus, und freundliche Menschen erscheinen uns dann als Bedrohung. Wenn das Nervensystem auf einen Vermeidungsautopiloten umstellt, haben wir – vielleicht zu Recht – das Gefühl, dass andere Menschen nie ganz verstehen werden, was wir erlebt haben, und dass wir uns nicht »gefühlt fühlen«.

Ich hatte vor vielen Jahren eine Klientin, deren Mutter bei einer Trunkenheitsfahrt starb. Die acht Monate alte Amanda wurde erst Stunden nach dem Unfall gefunden, immer noch weinend in ihrem Kindersitz, während ihre Mutter auf dem Fahrersitz verblutete. Das Bindungstrauma war da. Das Schocktrauma. Das Beziehungstrauma und der Verlust. Aber was die erwachsene Amanda ebenfalls mit sich herumtrug, war die Scham: ihre eigene und die ihrer Mutter. »Es ist, als trüge ich ein Riesenpaket mit mir herum, das sonst niemand sehen kann, obwohl die meisten Leute sich fast immer daran stoßen. Wann erzähle ich einer neuen Freundin, dass meine Mutter gestorben ist? Beim ersten Date? Beim vierten? Und wann erzähle ich ihr, *wie* sie gestorben ist? Es ist zu groß, um es mitzuteilen, aber auch zu groß, um es *nicht* mitzuteilen. Jedes Mal, wenn das Gespräch beinahe auf dieses Thema kommt, pocht mein Herz und heizt sich mein Körper buchstäblich auf, also mache ich mir nicht mehr die Mühe, eine Bindung mit anderen einzugehen. Ich will sie nicht auch traumatisieren – niemand weiß, was er mir zu meiner Mutter sagen soll. Und nach jeder Trennung frage ich mich, ob es daran lag, dass ich zu viel erzählt habe, oder ob man merkte, dass ich mich verstecke.«

Nach einigen schlechten Beziehungen und zunehmendem Drogenkonsum schloss Amanda sich schließlich einer Gruppe Anonymer Alkoholiker an. Wie bei vielen Menschen, die sich aus ihrer Sucht herauskämpfen, war auch bei ihr das Trauma Teil ihrer Geschichte, und wie bei vielen anderen löste ihre Sucht weitere Traumata aus: Unfälle, Überdosen und Gewalt. In ihrer Gruppe traf sie auf Frauen, die ähnliche Erfahrungen gemacht hatten, und auf einen Raum, in dem sie auf ihrem Weg zur Heilung gehört und nicht verurteilt wurde.

Unterstützungsnetzwerke sind der Schlüssel, um sich verbunden und als Teil einer Gemeinschaft zu fühlen. Kleine Gruppen von 30 bis 40 uns vertrauten Personen halten uns in Balance, darunter auch die Stammgäste in Ihrem Café, Fitnessstudio oder Friseursalon. Was Onlinegemeinschaften angeht, so sagt die Forschung, dass etwa 150 »Freunde« in unseren sozialen Netzwerken optimal sind, aber Menschen mit mehr als 150 sich eher unglücklich und nicht unterstützt fühlen. Selbsthilfegruppen, Genesungstreffen und selbst gesunde Arbeitsplätze unterstützen unsere Heilung. Wir brauchen einen Raum, in dem wir unsere Wahrheit aussprechen können, und auch wenn es nie den absolut sicheren Raum gibt, so gibt es zumindest sicherere Räume. Es erfordert Mut und harte Arbeit, um die zu uns passenden Menschen zu finden – aber es ist möglich.

Wir alle haben unterschiedliche Sollwerte zwischen Introvertiertheit und Extravertiertheit, also finden Sie selbst heraus, welches Maß an sozialer Interaktion Ihnen guttut. Ich arbeitete mit einem introvertierten Menschen, der sich nach dem traumatischen Verlust eines Freundes noch stärker isoliert hatte. Er meinte: »Ich gehe nicht gern unter Leute, aber ich fühle mich besser, wenn ich es tue. Es ist wie Medizin – ich muss mich manchmal zwingen, weil ich weiß, dass es mir danach besser geht. Ich weiß, dass die Isolation ein Frühwarnsystem ist, genau wie das Absetzen meiner Medikamente.« Genau wie mein Klient werden Sie vielleicht feststellen, dass die Aussage auch auf Sie zutrifft; bei mir ist es der Fall. Wenn wir uns in mitfühlende Gruppen begeben, erlauben wir anderen, uns zu lieben, bis wir uns selbst lieben können.

Nach einem Trauma fällt es uns schwer, anderen wieder zu vertrauen, selbst den Freunden, die uns unterstützen wollen. Die Psychotherapeutin und Trauerbegleiterin Megan Devine schreibt über Trauer: »Es ist genauso schlimm, wie Sie es sich vorstellen. Und die Menschen, so sehr sie sich auch bemühen, reagieren wirklich so schlecht auf Sie, wie Sie dachten.« Letzten Endes werden Sie aber Ihre Menschen finden, und Sie brauchen nicht viele, nur einige wenige.

Wenn wir uns selbst heilen, heilen wir andere – allein durch unsere Anwesenheit. Wie meine Freundin Sará King sagt: »Immer, wenn wir mit zwei oder mehr Menschen zusammenkommen, bilden wir ein kollektives Nervensystem. Unsere Körper sind so konzipiert, dass sie den Reichtum unserer Homöostase – unser physiologisches, psychologisches und relationales Wohlbefinden – von der Zeit im Mutterleib an miteinander teilen.«

RESILIENZ IST WIDERSTAND

Ich möchte anerkennen, dass Sie vielleicht täglich ein Beziehungstrauma aufgrund von Rassismus, Sexismus oder anderen systemischen Ungerechtigkeiten erleben. Die Autorin Bell Hooks schrieb: »Unterdrückt zu sein bedeutet, keine Wahl zu haben.« Ein Leben mit zugeschlagenen Türen, Ausgrenzung und Ablehnung wird zu einem Trauma, das uns genauso hart trifft wie ein körperlicher Schlag. Das Trauma jedes Einzelnen in unserer Gesellschaft wirkt sich auf uns alle aus. Eine Verletzung des Nervensystems eines Einzelnen ist eine Verletzung unseres kollektiven Nervensystems. Wenn wir jedoch gegenüber anderen unsere Wahrheit aussprechen, sind wir nicht mehr allein, können handeln und Gerechtigkeit einfordern. »Schweigen ist Tod«, riefen in den 1980er-Jahren Menschen, die durch AIDS und Fanatismus traumatisiert waren. 2018 schlossen sich Millionen von Frauen der #MeToo-Bewegung an, um sich gemeinsam gegen Belästigung und sexuelle Übergriffe zu wehren. Demonstrierende, die unisono »Black Lives Matter« skandierten, synchronisierten Körper und Geist im Ruf nach Gerechtigkeit. Heimkehrende Veteraninnen und Veteranen sprechen offener über traumatische Hirnverletzungen und fordern die Anerkennung von Kampfstress und militärischen sexuellen Übergriffen. In jeder dieser Bewegungen gingen Menschen Bündnisse des Mitgefühls und des Verständnisses in ihren direkten Gruppen und in der breiteren Gesellschaft ein. »Ich gehe in die Gruppe, um gesund zu werden; ich bleibe in der Gruppe, um anderen zu helfen«, sagte mir eine Patientin, die sich einer Gruppe für Überlebende von Übergriffen anschloss. Sichere Bezugsgruppen sind der Schlüssel zur Heilung und zum Wachstum. Aktivismus ist eine Möglichkeit, das Geschehene zu verarbeiten, wenngleich öffentliche Proteste und Ähnliches vielleicht nicht jedermanns Sache sind. Ich habe mit vielen Traumaopfern gearbeitet, die ihr Leid in Taten umsetzten, darunter Frauen und Männer, die sich gegen Geistliche wehrten, die sie missbraucht hatten, Überlebende, die sich nach einer Schießerei für Schusswaffensicherheit einsetzten, und Aktivistinnen und Aktivisten, die sich für eine bessere Gesundheitsversorgung stark machten, nachdem sie eine Krankheit überwunden hatten.

Leider berichteten viele, dass das dabei erlebte Mobbing und Todesdrohungen schlimmer waren als das ursprüngliche Trauma, und einige sagten, dass sie nie wieder öffentlich protestieren würden. Einige Aktivistinnen und Aktivisten fühlten sich wie öffentlich zur Schau gestellte Objekte, von denen Übermenschliches oder Perfektion erwartet wurde. »Die Leute sehen mich entweder als Held oder als Schurke«, berichtete ein politischer Aktivist, den ich zu psychischer Gesundheit und Selbstfürsorge beriet. »Weder das eine noch das andere trifft auf mich zu, ich bin einfach nur ein Mensch – ein Junge, der versucht, die Welt zu verändern, sein Studium zu beenden, eine Fernbeziehung zu führen, und sich mit nervigen Eltern herumschlägt.« Obwohl es für manche Menschen richtig sein mag, eine Kampagne zu starten oder sich einer Bewegung anzuschließen, bedeutet für Sie *nur Ihre Resilienz Widerstand*. Wenn es bei einem Trauma um fehlende Wahlmöglichkeiten oder Macht geht, dann werden Sie umso stärker, je mehr Wahlmöglichkeiten Sie für Ihren eigenen Weg zur Heilung haben, sei es im Moment oder ein Leben lang.

Beziehungstraumata sind im wahrsten Sinne des Wortes schmerzhaft für uns. Neueste Studien aus Japan legen nahe, dass Isolation und Ablehnung die gleichen

Nervenkreisläufe aktivieren wie körperlicher Schmerz. Einsamkeit und Isolation führen zu einem Anstieg des Cortisolspiegels und werden mit schlechterer Gesundheit und kürzerer Lebenserwartung in Verbindung gebracht. Sie sind genauso gesundheitsschädlich wie Rauchen oder Übergewicht. Einsamkeit und Isolation korrelieren mit Ängsten und Depressionen, und diese emotionalen Zustände sind mit Sucht verbunden.

SELBSTMITGEFÜHL UND DIE KRITISCHE STIMME

Vor einigen Jahren stellte ein Forscher tausend zufällig ausgewählten Menschen in den Vereinigten Staaten die Frage: »Wer ist Ihr schlimmster Feind?« Die klare Antwort der Hälfte der Befragten lautete: »Ich selbst.« Jeder ehrliche Mensch, den ich traf – ob Traumaüberlebende, Therapeutinnen und Therapeuten, Fortune-500-CEOs, Oscar-Preisträgerinnen und -Preisträger –, beschrieb seinen »inneren Kritiker« als Stimme, die wir alle in uns haben und die uns sagt, dass wir nicht gut genug sind, egal, was wir erreicht haben. Oh, falls Ihnen das entgangen sein sollte, auch mir geht es so. Wenn Sie Trauma oder Vernachlässigung überlebt haben, ist diese kritische Stimme wahrscheinlich noch lauter oder noch schwerer zu ignorieren. Sie könnte das Echo einer gewalttätigen Bezugsperson oder eines Drangsalierenden sein oder das Echo eines ausfälligen Vorgesetzten oder einer Partnerin oder eines Partners. Sie könnte auch das Echo der breiten Gesellschaft sein, indem sie sagt »Du gehörst nicht dazu« oder »Mit dir stimmt etwas nicht wegen deiner Hautfarbe, deiner Herkunft oder der Art, wie du dein Geschlecht, deine Kultur oder andere Identitätsmerkmale ausdrückst«. Diese Echos und auch die Stimmen, die Ihr Trauma absichtlich oder unabsichtlich verdrängen oder herunterspielen, haben Sie als Ihre kritische Stimme verinnerlicht, oft schon in jungen Jahren. Wenn Sie jedoch beginnen, sich in Selbstmitgefühl zu üben und mit Ihrer kritischen Stimme zu arbeiten, können Sie viel leichter selbst anderen gegenüber Mitgefühl empfinden. Probieren Sie die von Christopher Germer und Kristin Neff entwickelte Selbstmitgefühlspause aus, die ich für Sie angepasst habe.

Die drei Phasen der Selbstmitgefühlspause

1. **Achtsamkeit:** Erkennen Sie die gegenwärtige Schwierigkeit an.
2. **Gemeinsames Menschsein:** Verbinden Sie sich mit der größeren menschlichen Erfahrungswelt.

3. **Mitgefühl:** Bringen Sie sich das Mitgefühl entgegen, das Sie in diesem Moment brauchen.

Nehmen Sie eine bequeme, achtsame Haltung ein, die Sie etwa zehn Minuten beibehalten können.
Im ersten Teil dieser Übung erinnern Sie sich an die Zeit, in der Ihre kritische innere Stimme aktiv war.
Fangen Sie immer im Kleinen an: als Sie zu spät zu einer Besprechung kamen, als Sie in ein Fettnäpfchen traten oder als Sie nicht den Mund aufmachten, obwohl Sie es eigentlich wollten. Vielleicht aßen Sie zu viel Eiscreme oder nicht genug Grünkohl. Wir alle erleben solche kleinen Momente.
Erinnern Sie sich an die Situation: Wer war da?
Was passierte? Wie fühlten sich Körper und Geist an?
Was sagte Ihre kritische Stimme? Mit welchen Worten?
In welchem Tonfall? Nehmen Sie all dies einfach wahr und dann …

Erkennen Sie diese Erfahrung an. Finden Sie passende Worte und den passenden Ton und eine mitfühlendere innere Stimme – so wie Sie sie für einen Freund, ein Kind oder jemandem, der Ihnen wichtig ist, finden würden –, um die Erfahrung zu überprüfen. Zum Beispiel:
Das hört sich hart an.
Das ist ein schwieriger Moment.
Das fühlt sich schlecht an.
Nehmen Sie sich ein paar Minuten Zeit, um sich selbst prüfende Worte anzubieten, vielleicht jene, von denen Sie

hoffen, dass sie jemand, der sich um Sie sorgt, ausspricht. Wichtig ist, dass sich Worte und Tonfall authentisch anfühlen und dass Sie genau das hören wollen – und nicht das, was Sie denken, dass Sie *sagen sollten.*

Im nächsten Schritt vermenschlichen wir die Erfahrung …

Verbinden Sie Ihre Erfahrung mit anderen – mit Worten, die bei ihnen widerhallen:

Niemand ist perfekt.

Wir alle machen Fehler.

Bleistifte haben Radiergummis.

Wir alle versagen an manchen Tagen.

Finden Sie nun noch einmal Worte und Tonfall, die Sie hören wollen.

Zum Schluss:

Übertragen Sie Empathie und Freundlichkeit mit mitfühlenderer Stimme auf sich selbst. Verwenden Sie Worte, die wir einem Freund oder einem Kind anbieten würden. Dazu könnte auch die sanfte Berührung einer Hand auf Ihrem Herzen, eine sanfte Umarmung oder eine Hand auf Ihrer Schulter gehören – so wie Sie es einem Freund anbieten würden. Finden Sie unterstützende Worte:

Möge ich mir selbst vergeben.

Möge ich loslassen.

Möge ich Geduld mit mir haben.

Möge ich davon lernen.

Nehmen Sie sich einige Minuten Zeit, um all diese Sätze zu verinnerlichen. Wenn Sie bereit sind, öffnen Sie die Augen. Achten Sie darauf, ob sich in Ihrem Geist und Körper etwas verändert hat.

Wie immer sollten Sie diese Pause im Kleinen ausprobieren und dann sehen, ob Sie sie in einem passenden Moment anwenden können.
Ein Klient, der über die Feiertage zu Hause war und durch den Alkoholkonsum seiner Familie getriggert wurde, bot sich selbst farbenfrohe Sätze an wie:

1. Dieser Moment ist ein vollkommener Ausdruck von Feiertagswahnsinn.
2. Wir alle kämpfen mit Schwiegereltern – bis zu dem Punkt, dass es zum Klischee für Komiker wird.
3. Darf ich mir eine Pause gönnen, das Essen genießen und meine Familie beschützen?

So sehr mein Klient auch vor den betrunkenen Schwiegereltern Reißaus nehmen und sich verstecken wollte, was ihm wirklich durch das Wochenende half, war eine gelegentliche Pause, in der er sich ins Badezimmer flüchtete. Hier nahm er seinen Körper wieder in Besitz, indem er aufrecht dasaß, und schenkte sich Zuneigung und Freundlichkeit.

Übungen für mehr Selbstmitgefühl wie diese Selbstmitgefühlspause fühlen sich anfangs merkwürdig an oder machen verlegen, vor allem, wenn wir bei uns selbst oder bei anderen noch nicht oft ein Gefühl von Sicherheit erlebt haben. Neue Gefühle lassen unsere Alarmglocken läuten oder erzeugen einen »Backdraft« und schlagen das Fenster der Toleranz zu. Gehen Sie es langsam an, halten Sie einige Erdungsübungen bereit, und – was am wichtigsten ist – seien Sie glaubwürdig sich selbst gegenüber.

Die Forschung zeigt, dass man einen Therapeuten braucht, der sich authentisch und präsent anfühlt, um gute Ergebnisse zu erzielen. Eine Klientin sagte mir, sie sei bei mir geblieben, weil ich »keine falsche Mr-Rogers-Stimmung verbreite«. Ich liebe den empathischen Mr Rogers aus dem Fernsehen, aber ich denke, das war ein Kompliment für meine Authentizität. Sie brauchen eine innere mitfühlende Stimme, um sich authentisch zu fühlen, damit Sie für sich selbst präsent sind und eine sichere Bindung zu sich selbst aufbauen. Finden Sie die passende Stimme und den passenden Tonfall – fest, aber mitfühlend. Entscheidend ist, dass Sie Worte und Tonfall finden, die etwas in Ihnen auslösen, wie Ihr eigener innerer Therapeut. Die Worte, die Sie an sich selbst richten, sollten die gleichen sein, die Sie einem Freund oder besser noch einem Kind anbieten.

Funktionieren positive Affirmationen? Die meisten Traumaüberlebenden erkennen einen Schwätzer, wenn sie einen sehen. Wenn wir versuchen, uns mit leeren Affirmationen selbst irgendeinen Mist einzureden, fühlen wir uns, Studien zufolge, noch schlechter. Eine Untersuchung kommt zu dem Ergebnis, dass Affirmationen bei einem hohen Selbstwertgefühl irgendwo zwischen harmlos und hilfreich liegen, aber wenn Sie sich bereits schlecht fühlen, werden Sie sich durch Affirmationen wahrscheinlich noch schlechter fühlen.

Untersuchungen belegen, dass Selbstmitgefühl mit einer gesünderen Risikobereitschaft korreliert – wir gehen Risiken ein und können uns von Misserfolgen erholen. Wir werden optimistischer und sogar kreativer, wenn wir selbstbewusst genug werden, um zu handeln, stolz auf unsere Handlungen zu sein und die Ergebnisse loszulassen, zumindest ein Stück weit. Selbstmitgefühlspausen sind immer dann besonders hilfreich, wenn wir uns selbst stark unter Druck setzen, perfekt zu sein. Meine Klientin Rima lebt in Abu Dhabi, in den Vereinigten Arabischen Emiraten. Sie wuchs in Detroit als Kind vertriebener Flüchtlinge aus dem Nahen Osten auf. Das Trauma ihrer Eltern übertrug sich auf sie, und Rima wuchs mit zahlreichen negativen Kindheitserfahrungen und Traumata auf. Inzwischen ist sie Vizepräsidentin eines regionalen

Gesundheitswesens und der Ansicht, sie habe ihre Position nicht »verdient«; stattdessen stellt sie unmögliche Erwartungen an sich selbst. Sie versteht jede E-Mail von Kolleginnen und Kollegen als Kritik, und jedes Kompliment tut sie als belanglos ab. Auch der »Spotlight-Effekt« – unsere Neigung zu glauben, dass unser Umfeld uns überschätzt – ist typisch.

Rima und ich übten gemeinsam, die positiven E-Mails, die sie erhielt, zu lesen und zu genießen, und wir besprachen ihre Rolle bei günstigen Veränderungen im Unternehmen.

Wir arbeiteten an ihrem Selbstmitgefühl und an ihrem Bestreben, immer die perfekte Mutter für vier Kinder, die perfekte Ehefrau ihres erfolgreichen Mannes und die perfekte weibliche Verwalterin in einer herausfordernden Kultur, die nur zum Teil ihre eigene war, sein zu müssen. Rima erzählte mir kürzlich, dass sie nach 20 Jahren Meditation nur ein paar Jahre des Selbstmitgefühls brauchte, um ihre kritische innere Stimme positiv zu verändern. »Meditation und Yoga waren sehr hilfreich, um runterzukommen«, sagte Rima. »Aber erst das Selbstmitgefühl veränderte meine negativen Gedanken über mich selbst, die sich wie mein gewalttätiger Vater anhörten, wenn ich ehrlich bin. Ich ärgere mich immer noch über mich selbst, aber jetzt, an meinem absolut schlimmsten Tag, sage ich zu mir selbst ›He, du Trottel‹ statt ›Du verdammtes Arschloch! Warum kannst du nichts richtig machen?‹. Das ist ein Fortschritt, nicht Perfektion, schätze ich. Und ehrlich gesagt ist es so ähnlich wie mein schlimmster Tag mit den Kindern. Es scheint fast so, als würde ich mich neu erziehen.«

Ein wenig Selbstmitgefühl kann uns dabei helfen, unsere kritische innere Stimme zum Schweigen zu bringen. Legen Sie eine Selbstmitgefühlspause ein. Lesen Sie lobende E-Mails zusammen mit jemandem, der Sie kennt und die Nachricht verstärken kann. Probieren Sie etwas Kreatives aus, das Sie gut können und eine unmittelbare Wirkung hat, Sie aber herausfordert. Sobald Sie weniger kritisch mit sich selbst sind, können Sie leichter mit anderen in Kontakt treten, ohne dass Ihre kritische innere Stimme einfach drauflosplappert und Ihre sozialen Bindungen hemmt.

FESTLEGUNG KLARER GRENZEN

Kürzlich hörte ich einen Freund sagen: »Selbstfürsorge und Selbstmitgefühl sind nicht nur Schaumbäder und Bonbons. Sie setzen auch klare Grenzen.« Dem kann ich nur zustimmen. Grenzen machen uns stark. Nicht im Sinne von Macht über andere, sondern als Macht *aus* anderen. Wir können entscheiden, wie viel Macht andere Menschen, Orte und Dinge in unserem Leben haben. Im Gegenzug können wir bestimmen, wie stark sie unsere eigenen Gedanken, Gefühle und Verhaltensweisen beeinflussen. Wir beginnen, uns der Welt mit Vertrauen und Mitgefühl zu nähern, und konzentrieren uns auf das Potenzial, die Kraft und die Erleichterung, die uns das geben kann.

Bei einem Trauma werden fast immer sicher geglaubte körperliche, emotionale und beziehungsbezogene Grenzen eingerissen – und manchmal auch im wahrsten Sinne eingeschlagen. Wenn etwas zerbrochen ist, braucht es Zeit, es wieder aufzubauen. Unser Nervensystem baut Zerbrochenes oftmals überstürzt wieder auf, ohne dass wir das bewusst wahrnehmen. Dies geschieht zu unserem Schutz, aber das Ergebnis ist oftmals ein notdürftig zusammengeflickter Schutz mit einem »Neurozeption«-Alarmsystem, das Gefahren überbewertet und versucht, Konflikte zu beschwichtigen oder zu vermeiden, was uns nachtragend oder reumütig oder beides macht.

Weil Grenzen verletzt wurden, ist nach einem Trauma oft schwer zu erkennen, wann unsere Grenzen überschritten werden. Wir haben vielleicht das Gefühl, wir müssten anderen gefallen oder andere zufriedenstellen, uns zum Schutz isolieren oder uns selbst und andere mit einer emotionalen Explosion im falschen Moment überraschen und erschrecken, wenn wir uns einer zwischenmenschlichen Sprengfalle nähern.

Ich interpretiere Grenzen auf zweierlei Weise: positiv und negativ. Negative Grenzen – Dinge, die wir und andere nicht tun sollen – lassen sich nur sehr schwer ziehen, wenn wir konditioniert wurden, nicht Nein zu sagen. Es kann hilfreich sein, wenn Sie zuerst im Kleinen üben und Körperhaltung und Stimme anpassen. Dennoch ist es wichtig, gleich zu Beginn einer Beziehung *klare* Grenzen zu setzen und diese erst dann zu lockern, wenn Sie sich wirklich sicher fühlen. Das Setzen von Grenzen zeigt der anderen Person, was Sie wollen und was nicht, was Sie können und was nicht. Dan Siegel empfiehlt, sich achtsam auf den eigenen Körper zu konzentrieren, während man das Nein- oder Ja-Sagen übt. Achten Sie bei jeder Aussage auf Ihr Unbehagen oder Wohlbehagen, um so ein Gespür dafür zu bekommen, wie Sie lernen, sich zu behaupten. Tatsächlich wird die Amygdala mit etwas Übung bei jedem Nein weniger aktiv, und Nein zu sagen wird sich langsam sicher, angenehm, als Stärkung des Selbst anfühlen und Spaß machen. Sie können auch üben, in Einklang mit Ihrem Körper zu sein, während Sie sich durch die Welt bewegen und sich auf Menschen einlassen, die Ihren persönlichen Raum betreten. Oft verspüren wir ein Ziehen im Bauch, wenn unsere körperlichen Grenzen überschritten werden.

Positive Grenzen sind, wenn wir anderen sagen, was wir bereit sind zu tun und wann. Für einige mag das leichter sein als für diejenigen, die nicht klar und selbstbewusst Nein sagen können. Diese Technik kann ich für die Paartherapie sehr empfehlen. Die Aussage »Ich kann morgen mit dir darüber reden, wenn die Kinder schlafen« ist effektiver und zielgerichteter, als direkt abzublocken oder jemanden abzuwehren. Das zwingt Sie und die andere Person, sich zur rechten Zeit wirklich auf das Gespräch einzulassen, und zeigt, dass Sie eine verlässliche, stabile und gut vernetzte Bezugsperson sind.

Zurückeroberung von Zeit

Nach einem Trauma kann sich die Zeit verzerren und uns entgleiten. Vielleicht haben Sie schon einmal festgestellt, dass Ihr Gehirn während und nach traumatischen Ereignissen damit kämpft, unsere Zeit effektiv zu nutzen, wie etwa während der Pandemie, als unsere Tage zu »verschwommenen Tagen« wurden. Ich schlage vor, dass Sie sich zeitliche Grenzen setzen, einen Tagesablauf, der das Leben berechenbar macht, vor allem Ihre freie Zeit. Dadurch spart unser präfrontaler Kortex tatsächlich begrenzte Ressourcen ein. Wenn Sie das Gefühl haben, dass Ihr Geist ein gefährlicher Ort ist, an den Sie sich nicht allein trauen, ist es gut zu wissen, wer und was die Angst oder die Leere eines überplanten oder ungeplanten Tages füllen kann.

Starre Routinen mögen manchen Menschen helfen und vielleicht erklären, warum einige zwangsläufig zu einem Trauma führenden Arbeiten, etwa beim Militär, auf Zeitstrukturen und Pünktlichkeit setzen. Nicht alle von uns sind jedoch geschaffen oder fähig, starren Strukturen zu folgen. Statt einen strikten Zeitplan aufzustellen – Aufstehen um acht, Duschen um halb neun, Frühstück um neun, gefolgt von einem Spaziergang genau fünfzehn Minuten später –, versuchen Sie, alle

Abläufe regelmäßig der Reihe nach zu tun: erst aufstehen, dann duschen, dann frühstücken, dann spazieren gehen. Wenn Sie wissen, was als Nächstes kommt, gerät Ihr Gehirn nicht so leicht in Verwirrung. Dann kann es einen Sinn in einer chaotischen Welt – und sogar in einer chaotischen Vergangenheit – erkennen.

WER VERSTEHT UNS?

Vor vielen Jahren erklärte mir einer meiner Mentoren, dass Erwachsensein nicht nur bedeutet zu lernen, wie man Beziehungen eingeht, sondern auch, wie man sie mit Anstand verlässt, wenn sie ungesund oder nicht mehr zu reparieren sind. Manchmal lassen wir oder die Menschen um uns herum, Dinge lieber explodieren oder niederbrennen, statt sie vorbeiziehen zu lassen, möglicherweise, um das Gefühl zu haben, das Ende kontrollieren zu können. Manchmal versuchen wir, Freundschaften aufrechtzuerhalten, auch wenn sie uns nicht mehr guttun. Ziehen Sie eine Bilanz Ihrer Freundschaften. Es ist in Ordnung, einige ziehen zu lassen, und das bedeutet nicht, dass mit Ihnen oder Ihren Freunden etwas nicht stimmt. In einem anderen Fall fragen Sie sich, ob manche Menschen vielleicht nicht wollen, dass Sie wachsen oder sich verändern; sie können Sie bewusst oder unbewusst ausbremsen, weil sie eine bestimmte Auffassung haben, wie und wer Sie sind.

Während Sie sich verändern und wachsen, treten neue Menschen, Sichtweisen und Wahlmöglichkeiten in Ihr Leben. Wenn Sie mit jemandem persönlich, am Telefon oder online zu tun haben, nehmen Sie sich anschließend die Zeit, darüber nachzudenken, wer Sie wirklich aufbaut und wer nicht. Diese Erfahrung kann schmerzhaft sein. Je mehr wir wachsen, desto mehr entwachsen wir unserem alten Leben, und dann müssen wir alte Gewohnheiten, alte Ideen und sogar alte Freunde loslassen, um Platz für neue, gesündere Beziehungen und neue Ideen zu schaffen. Kürzlich sagte die Freundin einer Klientin zu ihr: »Du hast noch nicht jeden getroffen, der dich lieben wird«, ein Satz, der ihr *und* mir im Gedächtnis blieb.

Weil Sie Menschen brauchen, fragen Sie sich: Wer versteht mich wirklich? Wer kann mich *voll und ganz* tolerieren? Ein Partner, eine Freundin, ein Therapeut? Mein Freund Mike sagte immer: »Wenn du gesund werden willst, brauchst du nur eine Person, zu der du absolut ehrlich sein kannst.« Das war ein guter und harter Rat – ich glaube noch immer daran, und nachdem Mike sich das Leben nahm, frage ich mich, welche Geheimnisse er hatte.

Wer versteht Sie also wirklich? Sie müssen nur mit einer Person beginnen und auch daran denken, dass Sie diese eine Person für jemand anderen sein können. Und nicht jeder muss alles sein. Es ist in Ordnung – sogar gesund – die eine Arbeitskollegin zu haben, die einen Teil von Ihnen kennt, den elterlichen Freund, der Ihren Kampf kennt, die Freundin für die traurigen Momente, den Freund, dem Sie während der Lieblingsserie im Fernsehen eine Nachricht schreiben –

solange Sie sich Schritt für Schritt in Richtung Integration bewegen.

Es gibt das Sprichwort, dass man selbst der Durchschnitt der fünf Menschen ist, mit denen man die meiste Zeit verbringt. Ein Trauma kann unser soziales Leben kleinhalten, damit wir zuallererst Sicherheit verspüren. Wenn Sie bereit sind, größere Kreise zu ziehen, bringen Sie mehr Vielfalt und neue Perspektiven in Ihr Leben und lernen Sie Menschen aus verschiedenen Berufen kennen. Im Großen und Ganzen finde ich viele Therapeutinnen und Therapeuten unerträglich, und ich versuche, meine soziale Welt um Künstlerinnen und Künstler, Schriftstellerinnen und Schriftsteller, Anthropologinnen und Anthropologen sowie Wirtschaftswissenschaftlerinnen und Wirtschaftswissenschaftler zu erweitern, die mir meiner Meinung nach genauso viel oder sogar noch mehr über die Natur des Menschen und seine Heilung beibringen können als viele meiner Kolleginnen und Kollegen.

Denken Sie auch daran, dass Sie online vielleicht der Durchschnitt der fünf Personen sind, die am meisten in Ihren sozialen Medien posten. Wenn auch diese mit Problemen kämpfen, können Sie beobachten, wie sie sich der Negativität, Wunderheilmitteln, Verschwörungstheorien und anderem hingeben, während sie mental abschalten. Außerdem füttern die Algorithmen der sozialen Medien Sie mit immer mehr Konflikten, mehr Clickbaits und mehr Negativität, und Sie sollten sich nicht scheuen, diese Leute online abzuschalten, zu blockieren und kurzzeitig stummzuschalten. Glauben Sie mir, das kann einen Riesenunterschied machen. Selbst die

Menschen, die immer angeben, wie toll ihr Leben doch sei, können Sie in den Wahnsinn treiben. Schalten Sie auch diese ab, denn sonst fühlen Sie sich noch schlechter. Und warum folgen Sie nicht ganz bewusst einigen inspirierenden Menschen und Accounts in den sozialen Medien, um den Negativitätsbias, der uns allen eigen ist, zu überwinden?

Der Aufbau stärkerer Beziehungen kann Ihnen helfen, sich mit dem Positiven, dem Wachstum und den Lösungen zu verbinden – und nicht nur mit den Problemen. Für uns Menschen ist es am einfachsten, uns mit dem Negativen zu verbinden. Social-Media-Unternehmen wissen das nur zu gut, und auch offline gilt das. Die meisten Angestellten stellen Verbindungen bei der Arbeit her, indem sie sich über ihre Chefinnen oder Chefs beschweren; Eltern lästern auf dem Spielplatz über neue Schulvorschriften. Das ist es, was wir Menschen tun. Um diesen Negativitätsbias in unserem Miteinander zu bekämpfen, versuchen Sie, das Gespräch auf andere Themen zu lenken. Stellen Sie Fragen wie: Welche Bücher hast du in letzter Zeit gelesen? Welche neuen Rezepte oder Restaurants haben dir in letzter Zeit besonders gefallen? Wo verbringst du in diesem Jahr deinen Urlaub? Diese einfachen Handlungen können auf sanfte Weise der Negativität Grenzen setzen und Gesprächen eine positive Wendung geben.

DAMIT MITFÜHLENDE GESPRÄCHE GELINGEN: ERST DENKEN, DANN SPRECHEN!

Ein Trauma kann eine positive und klare Kommunikation zur echten Herausforderung werden lassen. Wenn unser Gehirn durch Stress verwirrt ist, wird es schwierig, klar und effektiv zu kommunizieren. Die meisten von uns haben schon einmal etwas gesagt, was sie hinterher bedauern, und sich gewünscht, im Boden zu versinken und nicht ins Fettnäpfchen getreten zu sein. Ein anderes Mal ringen wir um die richtigen Worte, um unsere Meinung zu untermauern, und sind am Ende wütend auf uns selbst, weil wir nichts gesagt haben. Aber abgesehen von solchen Patzern und Pannen haben wir alle schon einmal damit gerungen, effektiv zu kommunizieren und von anderen gehört zu werden. Wann und wie können also Achtsamkeit und Mitgefühl wirklich helfen?

Achtsamkeit wird uns zwar nicht zu perfekten Kommunikatoren machen, aber es beruhigt das Nervensystem, sodass wir mit Klarheit, Vertrauen und Mitgefühl unsere Bedürfnisse bewusst machen können. Achtsames und mitfühlendes Sprechen dient nicht nur der Freundlichkeit – es ist einfach effektiver. Viele Weisheiten zur Achtsamkeit empfehlen, dass wir über das, was wir sagen wollen, nachdenken, damit wir es wahrhaftig, freundlich, sanft und zur rechten Zeit sagen können. Hier einige Wege zu einer besseren und achtsameren Kommunikation:

Erst denken, dann sprechen!

Ist es wahr? Ist es hilfreich? Soll ich es sagen?
Was sind die Absichten und Wirkungen?
Ist es notwendig? Jetzt? Ist es freundlich?

Ist es wahr? Natürlich wollen wir die Wahrheit sagen. So vermeiden wir, anderen zu schaden, und verstricken uns nicht so leicht in ein Netz aus Lügen, Unwahrheiten und damit einhergehenden kognitiven Misstönen und Schuldgefühlen. Lügen ist unangenehm; es aktiviert sogar die Amygdala, was bekanntlich mehr Stress auslöst.

Auf einer nuancierten Ebene wollen wir wichtige Wahrheiten aussprechen, denn sie helfen uns und inspirieren andere. Zu sagen, was »wahr« ist, ist mehr als das Gegenteil von Lügen: Es ist die Macht, unsere Wahrheit zu sagen – individuell und kollektiv – und der Macht die Wahrheit zu sagen. Die Wahrheit zu sagen kann zu dem politischen Wandel führen, den wir in Wahrheits- und Versöhnungsprozessen weltweit und in der Wiedergutmachungsarbeit in vielen Gemeinschaften sehen. Die Wahrheit hat auch in der #MeToo-Bewegung und anderen Bewegungen sozialen Wandel herbeigeführt, wobei die Überlebenden Millionen von Menschen inspiriert haben, ihre Wahrheiten zu sagen und die Grundfesten des Fortbestands von Missbrauch in unserer Kultur zu erschüttern.

Ist es hilfreich? Bevor wir sprechen, sollten wir überlegen, ob das, was wir sagen, tatsächlich jemandem nutzt, auch uns selbst. Tratsch oder Prahlerei mögen zwar der Wahrheit entsprechen, sind aber selten hilfreich und oft schädlich für uns und andere. Das Gleiche gilt für ein bestimmtes Feedback, das wir unseren Mitmenschen geben. Obwohl die gewählten Worte sehr wohl der Wahrheit entsprechen können, sind sie vielleicht nicht hilfreich. Ist es hilfreich, noch eine weitere Beschwerde vorzubringen?

Soll ich es sagen? Manchmal verspüren wir den Drang zu sprechen, aber vielleicht geht uns die Sache gar nichts an. Andererseits ist es schwer, die Situation richtig einzuschätzen. Es mag Situationen geben, in denen wir uns fragen, ob wir etwas sagen sollen, um jemand zu sein, der nicht wegsieht, sondern sich öffentlich gegen Unrecht aller Art ausspricht. Eine achtsame und mitfühlende Reflexion hilft uns einzuschätzen – so schwer sie auch sein mag –, wann wir den Mund aufmachen müssen. Doch die Herausforderung besteht darin zu wissen, ob wir geködert und in eine erfolglose Tastaturschlacht oder eine hitzige Debatte bei Tisch gelockt werden, wobei hier wiederum andere Regeln helfen können.

Was ist die Absicht, und was ist die Wirkung? Auch wenn die Wirkung unserer Worte unvorhersehbar sein mag, tun wir gut daran, über sie nachzudenken und unsere Absichten mit unserer Rede genau zu untersuchen.

Ist es notwendig? Ist jetzt der richtige Zeitpunkt? Wir könnten uns fragen, ob das, was wir sagen wollen, in diesem Moment wirklich notwendig ist. Bedenken Sie, dass Timing alles ist. Manchmal ist die achtsamste Rede überhaupt keine Rede: Besser ist es, Tastatur und Zunge zurückzuhalten oder einfach Mitgefühl zu zeigen. Wenn wir ein oder zwei Minuten nicht sprechen, bemerken wir viel eher Körpersprache und Mikroexpressionen im Gesicht, die weitaus aufschlussreicher als Worte sein können.
In unserer hektischen Welt wird viel zu selten geschwiegen, doch kann das Schweigen für intime Momente sorgen. Durch unser Schweigen und unsere Gesprächspausen schaffen wir Raum für aufkeimende Einsichten und Ideen. Neurowissenschaftler haben beim Schweigen in Therapiesitzungen eine höhere Gehirnaktivität als beim Sprechen festgestellt.

Ist es freundlich? Letztendlich wird eine Bemerkung am besten aufgenommen, wenn sie geduldig und freundlich vorgetragen wird. Wenn sich jemand angegriffen fühlt, überlagert seine Kampf-Flucht-Reaktion seine Fähigkeit, neue Informationen aufzunehmen.

Denken Sie daran, dass unter Bedrohung – real oder eingebildet, physisch oder emotional – unser Gehirn die Bereiche ausschaltet, die es uns ermöglichen, das große Ganze zu sehen, zu verstehen, woher jemand kommt, und auf unsere entscheidenden zwischenmenschlichen und kommunikativen Kompetenzen zuzugreifen.
Harsche Worte oder ein harscher Ton können das Verhalten einer Person in einem bestimmten Moment ändern, führen aber selten zu folgenreichen langfristigen Veränderungen ohne Kollateralschaden.
Ein weiterer Aspekt der Freundlichkeit ist der positive oder negative Gesprächsverlauf. Ich habe bei mir und anderen festgestellt, dass es oft leichter ist, in Negativität zu verfallen, als das Positive zu sehen. Hier ist eine Herausforderung für Sie: Finden Sie heraus, ob Ihre Interaktionen eher positiv oder eher negativ sind.
Die Antwort könnte Sie überraschen. Das alte Sprichwort »Wenn du nichts Nettes zu sagen hast, dann sage besser gar nichts« könnte durchaus eine Prüfung wert sein. Finden Sie heraus, welche Intimität Sie im Schweigen finden. Die Forschung zeigt, dass sich eine unglaublich hohe Gehirnaktivität während des Schweigens in einem Gespräch beobachten lässt – vielleicht sogar höher als beim Sprechen.
Außerdem ist das mitfühlende Sprechen mit uns selbst genauso wichtig wie das selbstbewusste und mitfühlende Sprechen in der realen Welt. Können auch Sie mit Ihrer eigenen inneren Stimme zu einer besseren und achtsameren Kommunikation finden?

MITGEFÜHL IST ANSTECKEND

Als Achtsamkeitslehrer werde ich oft gefragt: »Welchen Sinn ergibt es, die ganze Zeit still auf einem Meditationskissen zu sitzen?« Für mich besteht der Sinn nicht darin, möglichst gut still zu sitzen, sondern zu verstehen, wann und wie man sich bewegt und handelt. Es geht nicht darum, dass wir gut im Schweigen werden; wir üben Schweigen, um zur rechten Zeit besser sprechen und handeln zu können. Ich glaube, dass die Achtsamkeits- und Meditationsbewegungen im Westen es versäumt haben, Gemeinschaften und Bindungen aufzubauen, obwohl ich das Gefühl habe, dass wir allmählich positive Veränderungen sehen.

Ein Trauma kann uns zum Schweigen bringen, unsere Körper gefrieren lassen und uns isolieren. Dies lässt Praktiken wie die Meditation noch fragwürdiger erscheinen. Es kann sich immanent als Schwäche anfühlen – zumindest am Anfang –, Schweigen und Stille als Antwort auf unseren Kummer zu betrachten. Hilflosigkeit und Verwundbarkeit sind die Symptome, die wir behandeln wollen. Angesichts dessen müssen wir uns fragen: Wie können wir die Welt als sicher empfinden und uns in ihr stärker fühlen? Wenn Hilflosigkeit ein wichtiges Symptom ist, was können wir dagegen tun? Wir können, wie die berühmte Mutter von Mr Rogers vorschlug, in beängstigenden Zeiten »nach den Helfenden suchen«. Finden Sie die Helfenden – die Ersthelferinnen und Ersthelfer, die medizinischen Fachkräfte, Therapeutinnen und

Therapeuten, die Menschen, die uns glauben und unterstützen – und danken Sie ihnen ganz bewusst, denn sie machen die Welt ein bisschen besser. Versuchen Sie auch, den »Menschen in Ihrer Nachbarschaft« zu danken: Müllmännern, Postboten, Paketzustellern. Fragen Sie eine Lebensmittelverkäuferin, wie ihr Tag war, meinen Sie es ernst und warten Sie auf ihre Antwort.

Noch besser ist es, wenn wir *selbst* zu Helfenden werden, und sei es nur im Kleinen. Vielleicht haben Sie das nötige Fachwissen oder die entsprechende Ausbildung als Sanitäter oder Therapeut, aber der beste Weg, sich nicht hilflos zu fühlen, ist zu helfen. Außerdem kann die Freiwilligenarbeit Ihnen helfen, neue Leidenschaften zu entdecken, alte wiederzuentdecken oder Sie sogar beim Übergang in einen neuen Beruf zu unterstützen. Zahlreiche Forschungsergebnisse aus der Positiven Psychologie belegen, dass Freiwilligenarbeit eine der besten Möglichkeiten ist, Ihre Stimmung, das allgemeine Glück und die Lebenszufriedenheit zu steigern. Die Freiwilligenarbeit hilft Ihnen, sich weniger isoliert und allein zu fühlen. Sinnhaftigkeit im Dienst an anderen zu finden und einen Beitrag zu etwas zu leisten, was größer ist als man selbst, ist einer der besten Indikatoren für Resilienz bei Menschen mit negativen Kindheitserfahrungen.

Überlegen Sie also, was Helfen für Sie bedeuten könnte. Spenden Sie Geld, wenn Sie es haben, oder Zeit, wenn Sie sie haben. Wenn Sie künstlerisch und gestalterisch begabt sind, entwerfen Sie Schilder oder Plakate für eine Kampagne oder Bewegung, die Ihnen wichtig ist. Sie kochen gern? Teilen Sie

Rezepte online, bringen Sie Freundinnen und Freunden das Kochen bei, oder tragen Sie das Essen zu Menschen, die es nötig haben. Wenn Sie schreiben können, verfassen Sie kurze Blogs mit Weisheiten und Ratschlägen. Schaffen Sie Kunstwerke und teilen Sie sie in Ihrem örtlichen Café oder einfach mit Ihrem Freundeskreis. Oder schicken Sie sie an entfernte, einsame Verwandte oder sogar an Menschen im Gefängnis. Wenn Sie sich guter Gesundheit erfreuen, helfen Sie einer Nachbarin oder einem Nachbarn bei der Gartenarbeit oder beim Heraustragen des Mülls. Bieten Sie an, Lebensmittel für Freundinnen und Freunde, Familienmitglieder und Fremde einzukaufen. Spenden Sie Blut. Arbeiten Sie ehrenamtlich in der örtlichen Bibliothek oder im Jugendzentrum, indem Sie vorlesen oder Kinder in Achtsamkeit oder Musik unterrichten. Wenn Sie sportlich sind, unterrichten Sie Tanz, Yoga oder Basketball. Bieten Sie Sprachunterricht an, gründen Sie einen Buchclub, bieten Sie einen Schreibkurs an (online oder persönlich). Sie kennen sich mit Technik aus? Viele Menschen brauchen in dem Bereich Hilfe, und weniger technisch versierte Freundinnen, Freunde und Verwandte brauchen vielleicht Hilfe beim Aufbau von Verbindungen zu weit entfernt lebenden Angehörigen, zu Unterstützungssystemen oder Netzwerken. Wenn Sie in der Werbung oder im Marketing arbeiten, überlegen Sie, wie Sie positive Botschaften und Informationen zu den Menschen bringen, die sie brauchen. Sie sind Im Haus handwerklich geschickt? Zeigen Sie einer Freundin oder einem Freund, wie man einen undichten Wasserhahn oder das kaputte Scharnier eines Schranks repariert.

Einfach gesagt: Um sich weniger hilflos zu fühlen, helfen Sie. Überlegen Sie, wie Sie Ihre einzigartigen Fähigkeiten zum Nutzen einer Nachbarin oder eines Nachbarn, einer Freundin oder eines Freundes einsetzen können, und Sie werden feststellen, dass das Gefühl der Hilflosigkeit schwindet, während Ihre eigene Resilienz wächst.

POSTTRAUMATISCHES WACHSTUM, UM EIN GUTER VORFAHRE ZU SEIN

Das Unglaubliche am Helfen ist, dass es eine exponentielle Wirkung entfaltet, die sich auf andere ausbreitet. Wenn wir Freundlichkeit und Großzügigkeit zeigen, kehren diese zu uns zurück, so die Wissenschaft. Wir sind dann mitfühlend, wenn wir uns sicher und geborgen fühlen, und mitfühlendes Handeln hilft uns, uns sicher, geborgen und glücklich zu fühlen. Es ist schwer zu sagen, wo alles beginnt.

Früher dachten wir nur an die Natur und Erziehung – Gene oder Umwelt – in Bezug auf unsere physische und psychische Gesundheit. Das relativ neue Gebiet der Epigenetik hat jedoch mehr als ein Jahrhundert der Genetik auf den Kopf gestellt. Einfach ausgedrückt erforscht die Epigenetik, wie sich unsere Gene im Verhältnis zu unseren Erfahrungen ausdrücken. Beim Blick durch die epigenetische Linse lernen wir, dass die Art, wie wir auf die großen und kleinen Belastungen des Lebens reagieren, sich genetisch gesehen auf unsere Kinder und Enkelkinder auswirkt. Die Erfahrungen unserer Vorfahren hat möglicherweise ihre DNA geformt, sodass diese wiederum in veränderter Form an uns weitergegeben wurde. Werfen Sie einen Blick auf Ihren Stammbaum: Viele unserer Vorfahren erlebten Krieg, Sklaverei, Völkermord, Fanatismus und/oder Armut. Diese historischen Traumata und Belastungen haben möglicherweise die DNA verändert, mit der wir heute herumlaufen. Unsere Reaktion auf Stress – mit Optimismus oder Pessimismus, Angst oder Großzügigkeit – wird vermutlich durch dieselben genetischen Einflüsse geprägt.

Ein Forscherteam untersuchte glückliche, ausgeglichene, genetisch identische Mäuse und setzte die Hälfte von ihnen Stress aus. Die gestressten Mäuse verhielten sich, wenig überraschend, anders als die Mäuse, die ein stressarmes Leben führten und jeden Tag Käse fraßen, in Sägemehl schliefen und sich im Hamsterrad ein wenig bewegten. Als die Forscher die gestressten Mäuse untersuchten, stellten sie fest, dass Teile ihrer DNA durch den Stress tatsächlich aktiviert worden waren. Zudem hatten sie diese Veränderungen in Genetik und Verhalten sogar an ihre Enkelkinder weitergegeben, die mit genetischen Veränderungen geboren wurden. Wie Dr. James Potash, der eine

Studie über Epigenetik an der Johns Hopkins University leitete, es ausdrückt: »Wenn Sie das Stresssystem als Vorbereitung auf Kampf oder Flucht verstehen, können Sie sich vorstellen, dass diese epigenetischen Veränderungen Sie darauf vorbereiten, härter zu kämpfen oder schneller zu fliehen, wenn Sie das nächste Mal einer Stresssituation ausgesetzt sind.«

Vielleicht erlebten Sie Traumata, bekamen aber Hilfe, gingen zur Therapie oder bekämpften Ihre Dämonen, bevor Ihre DNA sich veränderte. Vielleicht hatten Sie Spaß mit Freundinnen oder Freunden, schliefen ausreichend, frühstückten gesund und fuhren auf die Autobahn und fühlten sich gut. Kein Cortisol blockiert Ihr System, und Oxytocin fließt, sodass Sie Ihr gesamtes Gehirn nutzen und beim Fahren auf Mitgefühl zugreifen können. Dann schneidet Ihnen jemand den Weg ab, hupt und rast an Ihnen vorbei. Und vielleicht denken Sie über die Fahrerin: *Vielleicht bringt sie gerade ihr krankes Kind ins Krankenhaus.* Also lassen Sie die Fahrerin mit einem Lächeln einfädeln.

Kurz darauf geschehen erstaunliche Dinge, innerlich und äußerlich. Die Neuroplastizität Ihres Gehirns bahnt sich einen neuen Weg, die neue Gewohnheit wird fest verdrahtet und erhöht die Wahrscheinlichkeit, dass Sie auch morgen noch freundlich und großzügig sein werden. Das Serotonin, das die Stimmung und Angstzustände reguliert, steigt.

Sie erhalten eine Dosis Oxytocin – das warme, flauschige »Liebes«-Hormon, das einige Stunden erhöht bleibt – und Dopamin, ein weiterer Belohnungsneurotransmitter, der Ihnen Wohlgefühl vermittelt und hilft, Gewohnheiten zu entwickeln. Mit anderen Worten: Großzügigkeit und Mitgefühl regulieren Stimmung und Angst und geben uns ausreichend Sicherheit, um Mitgefühl zu entwickeln. Wir fühlen uns gut, wenn wir eine gute Tat vollbringen, denn wir aktivieren die Teile unseres Gehirns, die mit Bindungen und Vertrauen einhergehen. Wir begeben uns wahrhaftig auf einen Weg des neuen Fühlens und Denkens.

Der soziale Ansteckungseffekt, beobachtet von James Fowler von der Emory University und Nicholas Christakis von der Yale University, beweist, dass sich Freundlichkeit und Großzügigkeit von einer Person auf die nächste Person übertragen. In zahlreichen Studien zeigten die beiden Wissenschaftler, dass allein schon das Beobachten von Großzügigkeit einen Welleneffekt »nachgelagerter Gegenseitigkeit« bei anderen auslöst, die bis zu drei Grade von Ihnen entfernt stehen. Wissenschaftler haben auch viele gleiche Neurotransmitter bei Gebern und Empfängern von Freundlichkeit festgestellt, obwohl die Menge bei den Gebern höher lag. In einer Studie baten Wissenschaftler die Probanden, fünf Dollar für sich selbst oder für jemand anderen auszugeben. Zur Überraschung der Wissenschaftler und der Probanden fühlten sich diejenigen, die die fünf Dollar für andere ausgaben, besser als diejenigen, die das Geld für sich selbst ausgaben. Neurowissenschaftler Richard J. Davidson sagt dazu: »Der beste Weg, positive Emotionen im Gehirn zu aktivieren, ist Großzügigkeit.«

Wenn Sie etwas so Einfaches und scheinbar Geringfügiges tun, wie einem anderen Fahrer zuzuwinken, damit er vor Ihnen einscheren kann, macht Sie das glücklicher und optimistischer. Die Menschen in Ihrem Umfeld sind ebenfalls glücklicher, sie mögen und bewundern Sie mehr und suchen bewusst Ihre Nähe. Anstatt schlechte Gene an zukünftige Nachkommen zu schicken, geben Sie resiliente, regulierte Gene weiter. Außerdem breitet sich Ihr Verhalten über die Genexpression mindesten drei Stufen nach außen und mindestens drei Generationen nach unten aus. Und wenn Sie dem Fahrer erlauben, sich vor Ihnen einzufädeln, kauft er eher Blumen für seine Frau, die wiederum den Kindern vielleicht einen extra Keks gibt, die ihrerseits den Hund vor dem Zubettgehen umarmen. Darüber hinaus haben Ihre eigenen Kinder einen positiven Einfluss auf Menschen, die sie kennen, und eines Tages werden sie ihre glücklicheren, resilienten Gene an die nächste und übernächste Generation weitergeben. Das ist der Anfang, ein guter Vorfahre zu werden, buchstäblich und im übertragenen Sinne.

Vorfahrt für andere

Meine Freundin Shireen hatte die Idee zu dieser Übung. Sie ist keine erfundene, sondern eine reale Person. Sie ist eine atheistische Muslimin im Zwölf-Schritte-Programm, besuchte ein katholisches Internat in Pakistan und praktiziert buddhistische Meditation. Sie glaubt an keine Religion, praktiziert aber auf einfache Weise Mitgefühl, indem sie jeden Tag eine Person im Verkehr vorlässt. Nicht alle, sondern nur eine Person pro Tag. Dort, wo ich lebe, qualifiziert das entweder für eine Heiligsprechung oder ein unglaubliches Leben nach dem Tod oder eine Wiedergeburt, je nachdem, woran man glaubt.

Wenn Sie das nächste Mal unterwegs sind, versuchen Sie, anderen Vorfahrt zu gewähren. Lassen Sie den Fahrer einfädeln. Sie werden jemanden glücklich machen und damit auch seine Familie, Freundinnen und Freunde und vielleicht sogar einige Fremde. Sie werden sich selbst glücklich machen, während Sie sich und Ihre Nachkommen neu verdrahten, um resilienter und optimistischer zu werden und die Fähigkeit auszubilden, neue Chancen zu erkennen, wenn sie sich bieten. Sie werden glücklich nach Hause gehen und dieses ansteckende Mitgefühl an Ihre Mitbewohnerinnen und Mitbewohner, Ihre Familie oder Ihre Katzen und andere weitergeben – vielleicht sogar durch Ihre Genexpression über Generationen hinweg. Und auf diese Weise werden Sie die Welt verändern und sogar die menschliche Evolution zu mehr Freundlichkeit und Mitgefühl führen, indem Sie einfach diese eine Person sich im Straßenverkehr einfädeln lassen.

AUFBAU VON VERTRAUEN UND SICHERHEIT

Ich habe schon oft gehört, dass Vertrauen das Gegenteil von Trauma sei. Doch kann *Vertrauen* ein schweres Wort sein. Vertrauen zu entwickeln bedeutet oft, sich gegen das zu wehren, wozu uns das Trauma drängt und was unser Trauma für Sicherheit hält.

Haben Sie ein geringes Selbstwertgefühl? Vollbringen Sie achtenswerte Taten in der Welt, wie ein Freund empfiehlt. Sind Sie hart gegenüber sich selbst oder zu sich selbst? Üben Sie Selbstmitgefühl. Fühlt sich Ihr Leben chaotisch an? Üben Sie Stille mit einer Mediation ein. Selbst wenn Sie Schmerzen haben, können Sie sich fragen *Und was noch?*, indem Sie sich einen achtsamen, wertschätzenden Moment nehmen, um sich mit dem zu verbinden, was *nicht* schmerzhaft ist. Fühlen Sie sich isoliert? Reichen Sie anderen die Hand. Ist Ihre Atmung dysreguliert? Verlangsamen und regulieren Sie sie. Ihr Körper krümmt sich zusammen? Strecken Sie ihn.

Der verstorbene Zen-Meister Thich Nhat Hanh sagte: »Manchmal ist deine Freude die Quelle deines Lächelns, aber manchmal ist dein Lächeln die Quelle deiner Freude.« Die Forschung bestätigt seine Aussage. Wir überwinden negative Emotionen und schlechte Gewohnheiten, indem wir sie mit neuen überschreiben. Wie bei dem Papierkorb im Computer wird nichts gelöscht, bis es überschrieben ist. Was sind die neuen Antworten, die Sie durch Ihre Handlungen schreiben werden, und zwar ab heute? Können Sie eine neue Geschichte des Vertrauens schreiben?

Wenn wir lernen, unserem Körper und unserem Geist zu vertrauen, können wir durch Mitgefühl, Selbstmitgefühl und Handeln weiterhin Vertrauen in die Welt und in andere aufbauen. Durch andere überprüfen wir unsere Wirklichkeit und unser Urteilsvermögen, mit anderen kommt unser Körper zur Ruhe, und in Verbindung mit anderen lernen wir, gesunde Beziehungsrisiken einzugehen, die uns dem Vertrauen näherbringen – Vertrauen in uns selbst, in unseren Körper und in die Welt.

SCHLUSSGEDANKEN

In vielen Selbsthilfegruppen hörte ich Leute sagen: »Wir werden dich lieben, bis du dich selbst lieben kannst.« In anderen spirituellen Räumen hieß es: »Wir lieben dich; mach weiter so.« Und das ist es, was wir tun können: Wir können uns selbst lieben und immer weitermachen. Wir dürfen vielleicht nicht vergessen, aber wir können neu anfangen und ein Leben aufbauen, das stärker ist durch alles, was wir durchgemacht haben.

Keine noch so große emotionale oder spirituelle Arbeit macht das Leben frei von Schmerz, aber sie kann uns in schweren Zeiten Kraft, Präsenz und Gleichmut geben. Ich schrieb einen Großteil dieses Buches während der Pandemie, oft in einem Stuhl neben dem Bett meiner Mutter, als sie im Sterben lag. Nach ihrem Tod schrieb ich einem Freund: »Nach all der Arbeit, die ich den letzten 20 Jahren geleistet habe – meine Forschung und mein Schreiben persönlich und beruflich –, tut es ... Einfach. Immer noch. Verdammt. Weh.«

Ich bin dankbar, dass ich diesen Schmerz nicht schlimmer mache, weder für mich noch für andere, weder jetzt noch oder in Zukunft, denn alles, was passiert, breitet sich nach außen aus. Wir wissen, dass Chaos sich ausbreiten kann, aber das gilt auch für Ruhe und Mitgefühl. Dies ist der Punkt, an dem wir beginnen, uns selbst und die Welt um uns herum Wachstum und Fortschritt zuzuwenden und durch Traumata individuell und kollektiv stärker zu werden.

Wenn wir Körper und Geist regulieren – wenn wir Ruhe und Mitgefühl mit anderen koregulieren –, schlägt das Wellen nach außen. Die Therapeutin und Aktivistin Resmaa Menakem sagt: »Ein in einer Person dekontextualisiertes Trauma sieht nach Persönlichkeit aus. Ein in einer Familie dekontextualisiertes Trauma sieht nach einem familiären Merkmal aus. Ein Trauma in einem Volk sieht nach Kultur aus.«

Als ich dieses Zitat zum ersten Mal las, musste ich daran denken, auf welch furchtbare Weise ein Trauma uns durch eine posttraumatische Belastungsstörung formt. Mit der Zeit sah ich aber auch, wie ein Trauma uns durch posttraumatisches Wachstum gestaltet und wunderbare neue Rituale und Praktiken bei Individuen, Familien und Kulturen schafft.

Großzügigkeit, Selbstmitgefühl, Achtsamkeit – sie alle sind ansteckend. Eltern, die sich diesen Eigenschaften verschreiben, selbst wenn Partner oder Kinder die Augen verdrehen, machen die ganze Familie glücklicher. Die Kommunikation untereinander verbessert sich, es ereignen sich weniger Unfälle im Haushalt, und beunruhigendes Verhalten nimmt ab. Sozialkompetenz und Stimmung scheinen sich zu verbessern und heben auch die Stimmung der Geschwister. Wenn ein Partner in einer Beziehung Großzügigkeit, Selbstmitgefühl und Achtsamkeit praktiziert, scheinen beide zufriedener mit der Beziehung zu sein, und Reaktivität und Konflikte nehmen ab. Studien zeigen, dass, bei einer Person, die wechselweise eine Woche meditierte und eine Woche nicht meditierte, ihre Mitbewohner, Partner, Freunde und Familienmitglieder in den Wochen mit Meditation glücklicher waren. Sie selbst können also die Stimmung Ihrer Mitmenschen verbessern, indem Sie für sich selbst diese Übungen entdecken und auch in schweren Zeiten positive Energie an Freunde, Familie und liebe Menschen weitergeben.

Vor ein paar Jahren besuchte ich noch einmal ein Behandlungszentrum, in dem ich als junger Mensch viel Hilfe erhalten hatte. Nachdem ich aufgehört hatte, vor Dankbarkeit zu weinen, erzählte ich ein wenig über meinen eigenen Weg und darüber, was mit den anderen Jungs von damals passiert war. Zu vielen hatte ich den Kontakt verloren, und wieder andere hatten es nie geschafft, aber die, die es schafften, hatten eines gemeinsam: Sie hatten Sinn und Bestimmung im Leben gefunden. Für einige waren dies Religion und Spiritualität, für andere waren es andere Dinge. Der Junge, der immer Witze gerissen hatte, war Komiker geworden. Der Freund, der von einem Lehrer im Internat missbraucht worden war, wurde ein berühmter Naturfotograf. Ein Überlebender von rücksichtslosem Mobbing in der Kindheit entdeckte, dass er als Lehrer für Kinder da sein konnte, so wie es Erwachsene für ihn nie waren.

Ich wünsche Ihnen, dass einige Übungen und Ideen aus diesem Buch Sie ansprechen und dass Sie sich auf dem Weg des posttraumatischen Wachstums befinden, gleichzeitig mit posttraumatischem Stress. Ich hoffe, dass die Samen, die Sie hier einpflanzen, zu Wachstum in Ihrem Geist, Ihrem Körper und Ihrer Seele führen. Ich hoffe, dass Sie durch Dankbarkeits- und Achtsamkeitsübungen eine größere Wertschätzung für das Leben selbst empfinden und durch Selbstmitgefühl und Selbstfürsorge auch sich selbst und andere stärker wertschätzen werden. Denken Sie daran: Sie müssen keinen Marathon laufen, keinen Berg besteigen und auch keine neue Bewegung gründen. Wenn Sie sich einfach entscheiden, weiterzumachen und nach vorn zu blicken, hoffe ich, dass Sie erkennen, dass Ihre einfachen Akte der Resilienz gleichsam Akte des Widerstands gegen all diejenigen sind, die das Trauma in dieser Welt fortbestehen lassen wollen. Meine Hoffnung ist, dass mehr Menschen – die richtigen Menschen – in Ihr Leben treten, um Ihnen auf dieser Reise (oder auf einem Teilstück) zu helfen, und dass Sie durch die Hinwendung zu einem achtsameren und mitfühlenden Umgang mit Ihrem Leben und der Welt dem Sinn des Lebens mehr Platz einräumen.

Anhang

LITERATUR

Kapitel 1: Gut verdrahtet für Resilienz

Dana, Deb: *Anchored: How to Befriend Your Nervous System Using Polyvagal Theory*, Boulder, CO: Sounds True 2021.

Olff, Miranda: »Sex and Gender Differences in Post-Traumatic Stress Disorder: An Update«, *European Journal of Psychotraumatology* 8 (2017).

Porges, Stephen W.: *The Polyvagal Theory: Neurophysiological Foundations of Emotions, Attachment, Communication, and Self-Regulation*, New York, NY: W. W. Norton 2011.

Schwartz, Richard C.: *No Bad Parts: Healing Trauma and Restoring Wholeness with the Internal Family Systems Model*, Boulder, CO: Sounds True 2021.

Siegel, Daniel J.: *The Developing Mind: How Relationships and the Brain Interact to Shape Who We Are*, New York, NY/London: Guilford Press 2015.

Tedeschi, Richard G./Moore, Bret A.: *The Posttraumatic Growth Workbook: Coming Through Trauma Wiser, Stronger, and More Resilient*, Oakland, CA: New Harbinger 2016.

Kapitel 2: Der resiliente Körper

Bohns, Vanessa K./Wiltermuth, Scott S.: »It Hurts When I Do This (or You Do That): Posture and Pain Tolerance«, *Journal of Experimental Social Psychology* 48 (2012), S. 341–345

Bos, Maarten W./Cuddy, Amy J. C.: »iPosture: The Size of Electronic Consumer Devices Affects Our Behavior«, Harvard Business School Working Paper, 20. Mai 2013. Siehe auch: dash.harvard.edu/bitstream/handle/1/10646419/13097.pdf?sequence=1&isAllowed =y [Zugriff: 18.01.2023] Die Autoren merken zudem an: »In einer Einzelstudie mit hundert Teilnehmern zeigten wir: Je kleiner das Gerät, desto verkrampfter ist unsere Körperhaltung: Die Hände liegen enger zusammen, die Schultern sind eingefallen, und wir machen uns meist nicht so groß.«

Cuddy, Amy: *Presence: Bringing Your Boldest Self to Your Biggest Challenges*, New York, NY: Back Bay Books 2018.

Harvard Medical School: »Regular Exercise Releases Brain Chemicals Key for Memory, Concentration, and Mental Sharpness«, *Harvard Men's Health Watch*, 1. Mai 2013. Siehe auch: https://www.health.harvard.edu/press_releases/regular-exercise-releases-brain-chemicals-key-for-memory-concentration-and-mental-sharpness [Zugriff: 18.01.2023].

Keltner, Dacher: *Born to Be Good: The Science of a Meaningful Life*, New York, NY, W. W. Norton 2009 (empfehlenswerte Lektüre zur Berührungsforschung).

Mandolesi, Laura/Polverino, Arianna/Montuori, Simone/Foti, Francesca/Ferraioli, Giampaolo/Sorrentino, Pierpaolo/Sorrentino, Giuseppe: »Effects of Physical Exercise on Cognitive Functioning and Wellbeing: Biological and Psychological Benefits«, *Frontiers in Psychology* 9 (2018).

Neff, Kristin: »The Criticizer, the Criticized, and the Compassionate Observer«. Siehe unter: http://wiredforhappy.com/wp-content/uploads/2015/07/The-Criticizer-the-Critic-the-Compassionate-Observer.pdf [Zugriff: 18.01.2023]. Dies.: *Self-Compassion: The Proven Power of Being Kind to Yourself*, New York, NY: William Morrow 2011. Siehe auch die unterstützende Berührungsübung auf Kristin Neffs Website: self-compassion.org/exercise-4-supportive-touch/ [Zugriff: 18.01.2023].

Nestor, James: *Breath: The New Science of a Lost Art*, New York, NY: Riverhead Books 2020.

Nguyen, Anh-Huong/Nhat Hanh, Thich: *Walking Meditation: Easy Steps to Mindfulness*, Boulder, CO: Sounds True 2019.

Nhat Hanh, Thich: *How to Eat*, Berkeley, CA: Parallax Press 2014.

Parnell, Laurel: *Tapping In: A Step-by-Step Guide to Activating Your Healing Resources Through Bilateral Stimulation*, Boulder, CO: Sounds True 2008.

Ratey, John J./Manning, Richard: *Go Wild: Eat Fat, Run Free, Be Social, and Follow Evolution's Other Rules for Total Health and Well-Being*, New York: Little, Brown and Company 2015.

Sapolsky, Robert M.: »Testicular Function, Social Rank, and Personality among Wild Baboons«, *Psychoneuroendocrinology* 16 (1991), S. 281–293.

Seppälä, Emma M./Nitschke, Jack/Tudorascu, Dana L./Hayes, Andrea/Goldstein, Michael R./Nguyen, Dong T. H./Perlman, David/Davidson, Richard J.: »Breathing-Based Meditation Decreases Posttraumatic Stress Disorder Symptoms in U. S. Military Veterans: A Randomized Controlled Longitudinal Study«, *Journal of Traumatic Stress* 27 (2014), S. 397–405.

Sharma, Ashish/Madaan, Vishal/Petty, Frederick D.: »Exercise for Mental Health«, *Primary Care Companion to the Journal of Clinical Psychiatry* 8 (2006), S. 106. Siehe auch: omegamentalhealth.com/news/item/20-exercise-for-mental-health.html [Zugriff: 18.01.2023].

Wilson, Vietta E./Peper, Erik: »The Effects of Upright and Slumped Postures on the Recall of Positive and Negative Thoughts«, *Applied Psychophysiology and Biofeedback* 29 (2004), S. 189–195.

Kapitel 3: Der resiliente Geist

Dana, Deb: *The Polyvagal Theory in Therapy: Engaging the Rhythm of Regulation*, New York, NY: W. W. Norton 2018.

Hanson, Rick: »Take In the Good«, Blog. Siehe unter: www.rickhanson.net/take-in-the-good/ [Zugriff: 18.01.2023].

Hayes, Steven C./Smith, Spencer: *Get Out of Your Mind and Into Your Life: The New Acceptance and Commitment Therapy*, Oakland, CA: New Harbinger 2005.

Killingsworth, Matthew A./Gilbert, Daniel T.: »A Wandering Mind Is an Unhappy Mind«, *Science* 330 (2010), S. 932.

University of Pennsylvania: www.authentichappiness.sas.upenn.edu/ (= Liste mit positiven Charakterstärken) [Zugriff: 18.01.2023].

Kapitel 4: Das resiliente Herz

Dana, Deb: *Befriending Your Nervous System: Looking Through the Lens of Polyvagal Theory,* Boulder, CO: Sounds True 2020.

Devine, Megan: *It's OK That You're Not OK: Meeting Grief and Loss in a Culture That Doesn't Understand,* Boulder, CO: Sounds True 2018.

Dunbar, Robin I. M.: »Neocortex Size as a Constraint on Group Size in Primates«, *Journal of Human Evolution* 22 (1992), S. 469–493.

Fowler, James H./Christakis, Nicholas A.: »Cooperative Behavior Cascades in Human Social Networks«, *Proceedings of the National Academy of Sciences* 107 (2010), S. 5334–5338.

Germer, Christopher/Neff, Kristin: »The Mindful Self-Compassion Training Program«, Singer, Tania/Bolz, Matthias (Hg.): *Compassion: Bridging Theory and Practice,* München: Max-Planck-Institut 2013, S. 365–396.

hooks, bell: *Talking Back: Thinking Feminist, Thinking Black,* New York, NY: Routledge 2015.

National Institute on Aging: »Social Isolation, Loneliness in Older People Pose Health Risks«, 23. April 2019. Siehe unter: nia.nih.gov/news/social-isolation-loneliness-older-people-pose-health-risks#:~:text=Research%20has%20linked%20social%20isolation [Zugriff: 18.01.2023].

Wein, Harrison: »Stress Hormone Causes Epigenetic Changes«, 27. September 2010. Siehe unter: https://www.nih.gov/news-events/nih-research-matters/stress-hormone-causes-epigenetic-changes [Zugriff: 18.01.2023].

Wood, Joanne V./ Perunovic, W. Q. Elaine/Lee, John W.: »Positive Self-Statements: Power for Some, Peril for Others«, *Psychological Science* 20 (2009), S. 860–866.

Schlussgedanken

Menakem, Resmaa: *My Grandmother's Hands: Racialized Trauma and the Pathway to Mending Our Hearts and Bodies,* London: Penguin 2021.

Menakem, Resmaa: *My Grandmother's Hands: Racialized Trauma and the Pathway to Mending Our Hearts and Bodies,* Las Vegas, NV: Central Recovery 2017.

DANK

Mit jedem Buch, das ich beende, habe ich das Gefühl, dass ich lediglich etwas weitergegeben habe und manchmal auf der Weisheit anderer aufbaue, nur in einem ordentlich zusammengeschnürten Päckchen. Auch dieses Buch ist eine Zusammenführung viel größerer Weisheit und Wissenschaft vor mir, die ich abwog und in dieses Buch goss, das Sie nun in Händen halten. So viele bemerkenswerte Menschen und Gespräche haben dieses Buch geprägt, zusätzlich zu den Beiträgen von Fremden, die ich nie getroffen habe.

Zunächst möchte ich meinem Mentor, Kollegen und Freund Chris Germer danken, der auf dem Gebiet des Selbstmitgefühls so viel geleistet hat, und seiner häufigen Mitarbeiterin Kristin Neff.

Zahlreiche Freundinnen und Freunde, Kolleginnen und Kollegen teilten großzügig ihre Zeit, Forschung und Weisheit mit mir. Deb Dana verbrachte mindestens eine Stunde damit, mir per Zoom die Polyvagal-Theorie zu erklären, während David Treleaven und Linda Graham über Zoom mit mir über Trauma und Resilienz diskutierten. Lange Telefonate während der Pandemie mit Sará King, Caverly Morgan und Leslie Booker weckten neue Inspirationen und Sichtweisen, sie alle wurden während der Pandemie und ohne persönliche Kontakte in gewisser Weise zu neuen Freundinnen und Freunden, Kolleginnen und Kollegen.

Ein weiterer Dank geht an Leanna Rae, deren wunderbare Gespräche so viele Ideen hervorbrachten, neben meiner häufigen Zusammenarbeit mit Mitch Abblett und meiner Freundin Ashley Vigil-Otero. Ich bin dankbar für das Ansprechen empfindlicher Punkte in Gesprächen mit meiner neuen Freundin Anne Marie Miller, meinen aktuellen Freunden Amelia und David und meinem alten Freund Paul, die mir ebenfalls anboten, ihre Erfahrungen und Weisheiten mit mir zu teilen.

Ron Siegel, Ethan Nichtern, Ed Yeats und Joe Shay bieten stets kluge Worte und Ratschläge und auch humorvolle Perspektiven auf den Wahnsinn des Schreibens, Veröffentlichens, Sprechens und Therapierens.

Viele andere Lehrerinnen und Lehrer spielen in diesem Buch eine Rolle und finden im Text Erwähnung: Rick Hanson, Emma Seppälä, Amy Cuddy, Brian Callahan, Jessica Morey, Dan Siegel und viele andere mehr.

Ein Dankeschön geht natürlich auch an meine Freundinnen, Freunde und meine Familie, die so viel beigetragen haben; danke, Mama und Papa, Olivia, Leo und Mae für eure Geduld und eure Neugierde.

Und natürlich kann ich Sounds True und Tami Simon nicht genug dafür danken, dass sie an mein siebtes Buch mit ihnen glaubten, und für die wunderbare redaktionelle Unterstützung von Jennifer Yvette Brown.

Ganz besonders danke ich meinen Freundinnen und Freunden, Studentinnen und Studenten, Kolleginnen und Kollegen, und vor allem meinen Schülerinnen und Schülern, Klientinnen und Klienten, die mir ihre Geschichten anvertrauten und mir vertrauten, dass ich diese Übungen mit ihnen teile.

ÜBUNGSVERZEICHNIS

Reflexion über die vier Traumareaktionen 22

Kümmern und Anfreunden 23

Ferngesteuert: Vier Methoden zur Atemregulierung 41

Wellenatmung 44

Power-Haltungen 52

Heilsame Berührungen 54

Sieben Gehmeditationen 58

Entspannung für Brust, Arme, Beine und Mund 83

Neustart des Feueralarms 93

Vier Wege zur Achtsamkeit 95

Erdung durch Geräusche 102

Achtsamkeit kann man üben 106

Glauben Sie nicht alles, was Sie denken 109

Das Gute in sich aufnehmen 113

Dankbarkeit für eigene Stärken 120

Selbstfürsorge für Körper und Geist 123

Vier Rosen, ein Dorn und eine Knospe 131

Die drei Phasen der Selbstmitgefühlspause 140

Zurückeroberung von Zeit 150

Erst denken, dann sprechen! 156

Vorfahrt für andere 168

SACHREGISTER

A

Achtsamkeit 21, 27, 37 ff., 47, 57, 60, 68 ff., 74, 84, 91 ff., 95 ff., 103, 105 ff., 121 f., 140, 155, 160, 162, 172 f.
Amygdala 18, 20, 89 ff., 96, 149, 156
Anfreunden 21, 23 ff., 31, 34, 53, 91, 118

B

Belastungsstörung, posttraumatische (PTBS) 7, 121, 172

C

Cortisol 20 f., 49 ff., 63, 80, 89, 130, 139, 165

D

Dankbarkeit 21, 60, 64 ff., 77, 82, 85, 111 ff., 131 f., 173

G

Gehmeditation 57, 58 ff.

H

Herzfrequenzvariabilität 39 f.
Hyperarousal 14 f., 17 f., 20
Hypervigilanz 48, 90, 101 f.
Hypoarousal 14 ff., 17 f., 20

I

Isolation 19 f., 127 ff., 135, 138 f.

K

Kampf-Flucht-Reaktion 39, 41, 50, 101, 118, 129, 158
Koregulation 130 f.
Kortex, präfrontaler 90, 94, 96, 123, 150
Kümmern 21, 23 ff., 31, 34, 53, 83, 91, 118

M

Meditation 7, 55 f., 97, 101, 146, 160, 168, 172

N

Negativitätsbias 20, 27 f., 114 ff., 121, 133, 154

Nervensystem 32, 36, 38 ff., 50, 53, 71, 79, 82 ff., 93, 99 ff., 117, 123 f., 129, 132 ff., 148, 155
Neuroplastizität 7, 26, 165
Neurozeption 99, 133, 148

O

Oxytocin 21, 25, 114, 130, 165 f.

P

Polyvagal-Theorie 17 f., 99, 129, 181
Power-Haltungen 48 ff.

R

Resilienz 9 ff., 28, 61, 69 ff., 76, 136, 161, 174

S

Schlaf 43, 54, 56, 63, 74, 79 ff., 86, 112, 122, 125 f.
Selbstfürsorge 35, 74, 78, 87, 123, 126, 147, 173
Selbstmitgefühl 9, 53, 57, 70, 87, 91, 97, 109, 118, 121, 140, 144 ff., 169 f., 173
Selbstwertgefühl 145, 169
Shinrin-yoku s. Waldbaden
Sicherheitszone 17, 47, 50
Stress 9, 13 f., 16 ff., 22, 25 ff., 33 f., 39, 42, 47, 49, 53 f., 57, 63, 69 f., 74, 79 f., 85 f., 90 f., 111 f., 127 ff., 155 f., 164 f., 173

T

Toleranzfenster 17, 23, 26, 36, 91, 107
Trauma 6, 8 f., 11 ff., 32 f., 35 f., 39, 46 f., 66 ff., 79, 87, 111 f., 120 f., 127 ff., 132 ff., 139 f., 148, 153, 160, 169, 172
Traumareaktionen 128

V

Vagusnerv 36, 39, 42, 99

W

Waldbaden 63
Wachstum, posttraumatisches 7, 9, 12, 111, 172

BILDNACHWEIS

Cover und Kapitelaufmacher: Stocksy
Kevin Day 2016: S. 189;
GU/Claudia Klein: S. 24; iStockphoto: S. 22

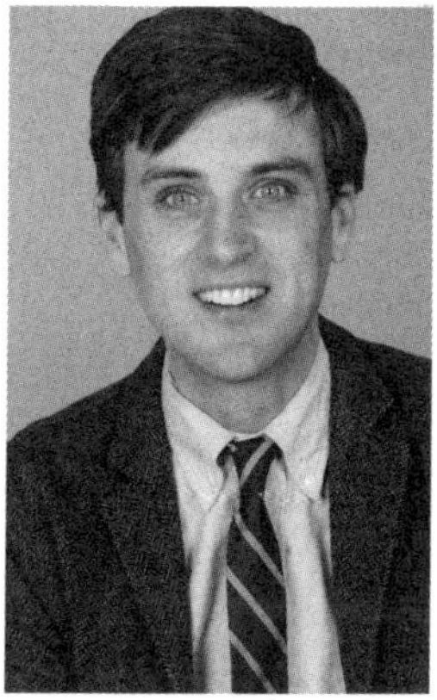

ÜBER DEN AUTOR

Dr. Christopher Willard (Psy. D.) ist klinischer Psychologe, Autor und Berater. Er leitete Live-Workshops in mehr als zwei Dutzend Ländern und präsentierte zwei TEDx-Veranstaltungen. Er ist Autor von 20 Büchern, darunter 2019 *Alphabreaths* (deutsche Ausgabe: *Ich atme ein, ich atme aus,* Riva 2020) *Growing Up Mindful* (deutsche Ausgabe: *Aufwachsen in Achtsamkeit,* Arbor 2016) und viele mehr. Seine Gedanken zu mentaler Gesundheit wurden in *The New York Times, The Washington Post,* mindful.org, cnn.com und anderswo veröffentlicht. Er lebt mit seiner Familie in Cambridge, Massachusetts, und lehrt an der Harvard Medical School.

LIEBE LESERINNEN UND LESER,

wir wollen Ihnen mit diesem Buch Informationen und Anregungen geben, um Ihnen das Leben zu erleichtern oder Sie zu inspirieren, Neues auszuprobieren. Wir achten bei der Erstellung unserer Bücher auf Aktualität und stellen höchste Ansprüche an Inhalt und Gestaltung. Alle Anleitungen, Übungen oder Rezepte werden von unseren Autoren, jeweils Experten auf ihren Gebieten, gewissenhaft erstellt und von unseren Redakteur*innen mit größter Sorgfalt ausgewählt und geprüft.

Haben wir Ihre Erwartungen erfüllt? Sind Sie mit diesem Buch und seinen Inhalten zufrieden? Wir freuen uns auf Ihre Rückmeldung. Und wir freuen uns, wenn Sie diesen Titel weiterempfehlen, in Ihrem Freundeskreis oder bei Ihrem Online-Kauf.

Sollten wir Ihre Erwartungen so gar nicht erfüllt haben, tauschen wir Ihnen Ihr Buch jederzeit gegen ein gleichwertiges zum gleichen oder ähnlichen Thema um.

KONTAKT ZUM LESERSERVICE

GRÄFE UND UNZER VERLAG
Grillparzerstraße 12
81675 München
www.gu.de

GRÄFE UND UNZER

Ein Unternehmen der GANSKE VERLAGSGRUPPE

IMPRESSUM

unum

unum ist eine eingetragene Marke der GRÄFE UND UNZER VERLAG GmbH, www.gu.de

ISBN 978-3-8338-8990-5
1. Auflage 2023

Die US-amerikanische Originalausgabe erschien 2022 unter dem Titel »How We Grow Through What We Go Through – Self-Compassion Practices For Post-Traumatic Growth« bei Sounds True, Inc., in Louisville, Colorado, USA.

This translation published by arrangement with Sounds True and by the agency of Agence Schweiger

Projektleitung: Franziska Mohrfeldt
Lektorat: Pascal Frank
Bildredaktion: Simone Hoffmann
Umschlaggestaltung: Petra Schmidt, ki 36 editorial Design, München
Herstellung: Susanne Fuhrmann
Satz: Uhl + Massopust, Aalen
Repro: Longo AG, Bozen
Druck & Bindung: Livonia Print, SIA, Riga

Umwelthinweis:

Nachhaltigkeit ist uns sehr wichtig. Der Rohstoff Papier ist in der Buchproduktion hierfür von entscheidender Bedeutung. Daher ist dieses Buch auf PEFC-zertifiziertem Papier gedruckt. PEFC garantiert, dass ökologische, soziale und ökonomische Aspekte in der Verarbeitungskette unabhängig überwacht werden und lückenlos nachvollziehbar sind.

Syndication: www.seasons.agency

Wichtiger Hinweis

Die Gedanken, Methoden und Anregungen in diesem Buch stellen die Meinung bzw. Erfahrung des Verfassers dar. Sie wurden vom Autor nach bestem Wissen erstellt und mit größtmöglicher Sorgfalt geprüft. Sie bieten jedoch keinen Ersatz für persönlichen kompetenten theratpeutischen Rat. Jede Leserin, jeder Leser ist für das eigene Tun und Lassen auch weiterhin selbst verantwortlich. Weder Autor noch Verlag können für eventuelle Nachteile oder Schäden, die aus den im Buch gegebenen praktischen Hinweisen resultieren, eine Haftung übernehmen.

Die unum-Homepage finden Sie unter: www.unum-verlag.de